宝宝的动作会说话

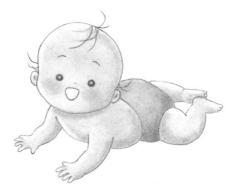

会说话

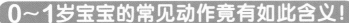

0~1岁宝宝的常见动作竟有如此含义！

[日] 小西行郎◎著　　丁 虹◎译

北京联合出版公司
Beijing United Publishing Co.,Ltd.

宝宝的
动作
会说话

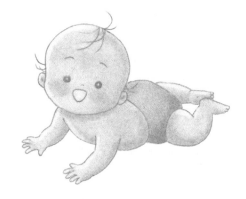

0~1岁宝宝的常见动作竟有如此含义！

[日]小西行郎◎著　　丁 虹◎译

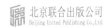
北京联合出版公司
Beijing United Publishing Co.,Ltd.

图书在版编目（CIP）数据

宝宝的动作会说话 /（日）小西行郎著；丁虹译
. -- 北京：北京联合出版公司，2016.9
ISBN 978-7-5502-8554-5

Ⅰ.①宝… Ⅱ.①小… ②丁… Ⅲ.①婴幼儿—生长
发育—基本知识 Ⅳ.① R174

中国版本图书馆 CIP 数据核字（2016）第 221725 号

宝宝的动作会说话
著　　者：[日] 小西行郎
译　　者：丁　虹
选题策划：北京天略图书有限公司
责任编辑：李　红　夏应鹏
特约编辑：高　英
责任校对：杨　娟

北京联合出版公司出版
（北京市西城区德外大街 83 号楼 9 层　100088）
北京联合天畅发行公司发行
北京盛通印刷股份有限公司印刷　新华书店经销
字数 83 千字　　787 毫米 ×1092 毫米　　1/16　6.25 印张
2016 年 10 月第 1 版　2016 年 10 月第 1 次印刷
ISBN 978-7-5502-8554-5
定价：29.00 元

宝宝的动作
传递身心的讯息

"我家宝宝为什么会做这样的动作呢？"抱有这种疑问的妈妈一定为数不少吧。本书即是针对宝宝的动作具有何种含义而进行的全面介绍。

我常年接触众多的妈妈和宝宝，一直从脑科学和发育行为学的角度，对宝宝诸如此类的动作和行为进行了大量的研究。由于宝宝不会说话，月龄越低，宝宝动作的意思就越难以理解，但随着宝宝的成长和发育，动作和宝宝心情的联系就逐渐清晰起来。

刚出生不久的宝宝，像遥远未知的星球，让人不了解的地方数不胜数。所以，导致爸爸妈妈们经常会有许多疑问，比如"宝宝在干什么呢？""宝宝正在想什么呢？"。对此，我愿意给抱有此类困惑的年轻父母们，提供一点儿参考，让大家感受到宝宝动作的趣味性。

*

宝宝的个性确实是千差万别。在本书中所介绍的动作，并非一定都会发生在每个宝宝身上。而且，发生的时期也会各不相同。我只是尽可能把相应的月龄里可能会发生的动作介绍给大家，仅供年轻的爸爸、妈妈们参考。

一天天的，宝宝在慢慢地长大，通过各种各样的动作，将自己的"好开心啊！""好舒服啊！"等心情，以及"我的脚能使劲儿了"等身体成长的许多讯息，向爸爸妈妈传递。和宝宝一起度过的时光是美好的，也是无可替代的。如果通过这本书，能够让年轻的爸爸、妈妈们接收到那些讯息，借此加深亲子关系，将是我最大的荣幸。

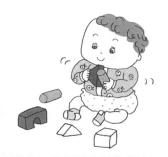

小西行郎

这孩子的动作，哇! 好可爱!

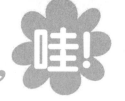

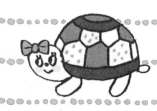

用手背
在妈妈的胸部蹭来蹭去

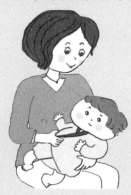

确认妈妈的存在

——详情请见第 8 页

吮吸拳头

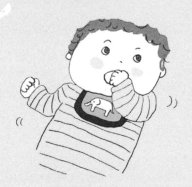

确认自己的身体

——详情请见第 14 页

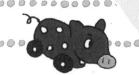

手舞足蹈，
看似心情不错

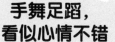

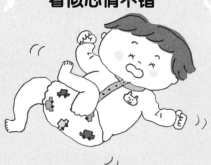

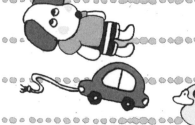

运动机能渐趋成熟

——详情请见第 12 页

从宝宝形形色色的动作，可以了解宝宝身体发育的状况，听取宝宝的心声。
好，爸爸、妈妈们，让我们一起好好观察观察吧！

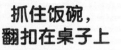

**抓住饭碗，
翻扣在桌子上**

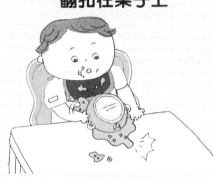

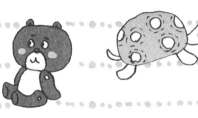

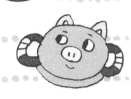

**会抓住东西，
但还不会很好地松开**

——详情请见第 25 页

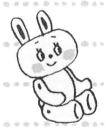

**一动不动地盯着
陌生人的脸**

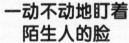

你好啊！

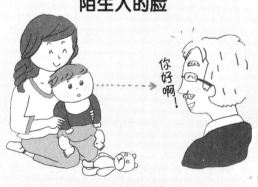

**竖着抱
就不哭了**

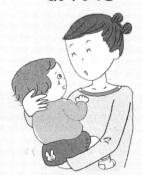

认生的开始

——详情请见第 52 页

**想要集中精力
保持身体平衡**

——详情请见第 67 页

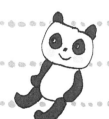

目录

场景1 越看越开心！宝宝的动作

场景 4　初次的沟通交流　和宝宝的各种玩法

※ 关于月龄，由于宝宝的成长状况因人而异，没有明确表示。但是，像第 14~15 页介绍的那样，相同的项目里介绍多个动作的情况下，由于成长阶段的不同，动作也会相应地发生变化，插图部分显示出各个月龄的大体基准。

各页图标的含义　| 　除了正文中介绍的动作之外，补充介绍其他的动作。
　对正文中出现的用语进行解释说明。
　介绍小西行郎的育儿建议。

越看越开心!

宝宝的动作

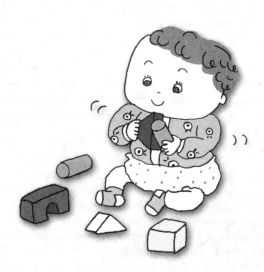

用手背在
妈妈的胸部蹭来蹭去

在妈妈抱着或喂奶时经常可见。

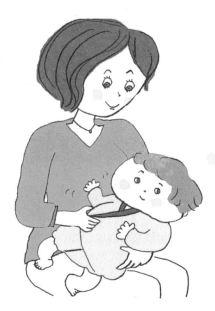

心情很好，很安心，
好幸福啊……

确认妈妈的存在，和妈妈肌肤相亲，建立感情

宝宝被妈妈抱在怀里，或者妈妈喂奶时，常会看到宝宝用手背摩擦着妈妈的胸部。这时，是宝宝在用手背确认妈妈的存在。

刚出生的宝宝，每天重复着吃奶、睡觉的过程，他们最喜欢的莫过于妈妈的怀抱。被最喜欢的妈妈的味道、温柔的声音所包围，是宝宝最幸福的时刻。

那么，为什么不是手掌而是手背呢？实际上，这一时期的婴儿，如果是手掌碰到了什么东西，就会条件反射般地握起拳头，这种现象被称为"抓握反射"。

而如果是用手背，就不会有这种情况了，想怎么碰妈妈就能怎么碰了。

用手背触碰的话，手就会渐渐张开，小手张开是宝宝心情放松、情绪安定的证明。

被宝宝这样亲密接触之后，妈妈就会情不自禁地抚摸宝宝的身体，轻柔细语地跟宝宝说话，这可以说是宝宝和妈妈之间最自然、最幸福的肌肤相亲吧。

 抓握反射：下意识地活动身体的原始反射之一（参照第62页）。这种情况出生后4个月左右消失。

手脚乱动，
忽而伸忽而缩

宝宝一个人睡觉时比较常见。

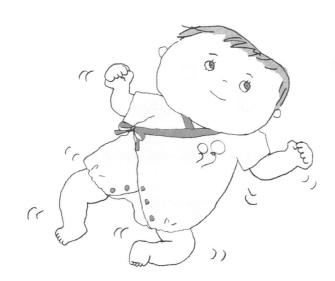

正在学习
活动身体

神经系统尚未发育而引起的不规则运动

有时，宝宝的手脚总喜欢乱动，忽而伸忽而缩的，让爸爸妈妈不禁很好奇，"宝宝在做什么呢？"不过，感觉宝宝心情似乎不错。这种活动被称为"一般运动"（general movement），是早在妈妈的肚子里就开始进行的动作，表示宝宝大脑的神经系统正在发育。

对于成年人来说，能随心所欲地活动身体是理所当然的事情，然而，想按照自己的想法活动身体，需要通过中枢神经系统，把大脑发出的指令传递给身体的各部分。可是，对于中枢神经系统尚未发育的婴儿来说，这是一件很困难的事情。即便他们想活动身体，也不是能想怎么动就怎么动。一般运动是宝宝在进入有意图的运动之前的一种自发性运动行为。

宝宝最初的活动也比较不规则，主要是手舞足蹈之类的小型运动。从出生后3~4个月开始，宝宝就逐渐可以按照自己的想法活动身体了。

我们看到的宝宝最初的这种动作，就是一般运动。可以说，这是宝宝可爱的动作的开端吧。

 仔细观察宝宝的不规则运动，慢慢地就会发展成规则运动，你就会了解宝宝是怎样逐渐发育的。

好像挠头一般，
频繁地触摸身体

特别是吮吸手指时，另一只手时常会这样做。

在妈妈的
肚子里时，就会
这样做了。

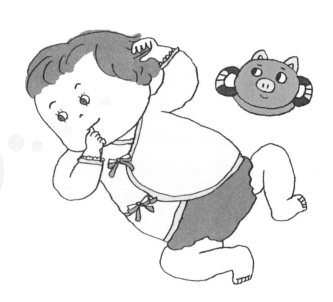

为了认知自己的身体而进行的动作

让我们感到意外的是，当宝宝在妈妈的肚子里时，就会经常触摸自己的身体。我们观察宝宝在母体内的情形时发现，他的脸朝向哪边，就会吸吮哪边的手指，而另一只手的手指就会摸头，这种情形比较常见。

当宝宝出生之后，他也会从上而下，按顺序触摸自己的身体。据说在母体内只是无意识地触摸，而出生以后，加上了视觉，就会有意识地触摸自己的手、脚等身体各部位。如此这般，通过一点点地触摸逐渐认识自己的身体。

刚生出后，宝宝进行在母体内时类似的这种动作，称为"U字现象"。吮吸手指也被视为该种现象之一。诸如此类的动作，无论是自发性还是反射性的，都会出现，但最终会转变成有自我意识的运动。

如果担心宝宝的手缠上头发，就触碰一下宝宝的手背吧，这样，他就会把手自然张开，头发也就不太容易缠到宝宝的手上。

 宝宝刚出生不久时，常常会触摸脸颊周围，这也是在妈妈肚子里时经常做的动作。

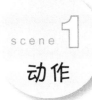

scene **1**

动作

一被妈妈抱，
就显得很开心

让别人和妈妈交替抱一下，就明白了。

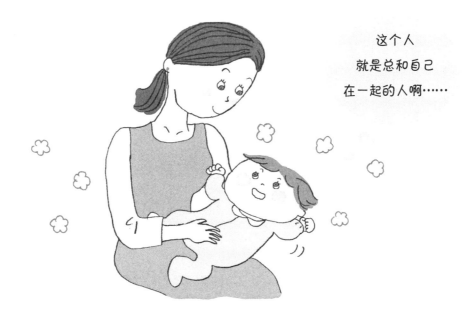

这个人

就是总和自己

在一起的人啊……

把妈妈和其他人区分开

从出生开始，宝宝就会看到爸爸、妈妈，还有其他各种不同的人。但是，出生2个月以后，宝宝在看妈妈时的表情与看别人时的表情，就会逐渐感觉不一样了。

特别是，宝宝被妈妈抱在怀里时的表情，就更能感到不同。被妈妈抱时，也许是心理作用，总显得很高兴。

对这个时期的宝宝来说，妈妈是总和自己在一起的人。只要有妈妈在，宝宝就一定会感到很安心。即便是成人，跟熟面孔的人在一起，也是比较安心的。

也就是说，这是宝宝开始明白谁是妈妈时的反应。

逐渐了解到妈妈和别人的不同，也是有顺序的。

首先，要明白"这是妈妈"，然后，才能开始明白"这不是妈妈"。之后也就开始知道，眼前的人"＝妈妈"，还是"≠妈妈"。这种妈妈和宝宝独有的、特别的关系，难道不是非常伟大吗？

 也有些宝宝一看到妈妈就喜笑颜开，手舞足蹈，很明确地表达自己的喜悦之情。

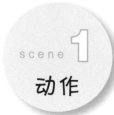

手舞足蹈，
看似心情不错

时而笑时而叫，心情好时比较常见。

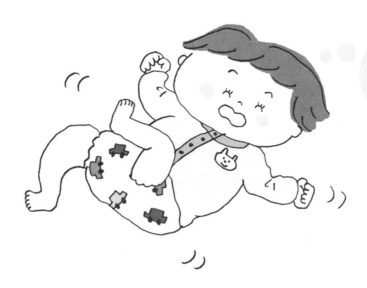

好开心啊，
好愉快啊，
再玩一会儿吧！

活动手脚，运动机能逐渐成熟

宝宝在那里"啊——啊——""呜——呜——"地发出声音，好像在跟人说话、打招呼，如果大人这时上前跟他说话，他就更是开心得手脚乱挥乱蹬。

望着宝宝尽情地手舞足蹈的样子，妈妈或许会认为："是我让他太兴奋了吧。"

其实，这样的反应被称为"活泼反应"（Animation Complexes）。是大脑为了让身体机能可以顺利地活动而进行的一系列调整运动。"高兴""愉快"的心情是与身体活动相关的一个表现。

手脚能够使劲儿挥舞，正是脊柱和背部肌肉逐渐增强的缘故，也是身体日渐发育、成长起来的证明。看到这种反应之后，仰起头、坐起来等动作也就为之不远了。

"活泼反应"是宝宝对自己的成长表现出来的一种快乐、可爱的动作。由于不是很容易碰到，偶尔看到了也是一种幸运啊。

读到这里，妈妈们大概也会很期待宝宝能有这样的反应吧。

 从这一时期开始，动作会越来越活泼，请给宝宝穿上比较适合活动的衣裤。

拿着拨浪鼓，
一会儿摇，一会儿看

在宝宝手舞足蹈时，给他一个拨浪鼓……

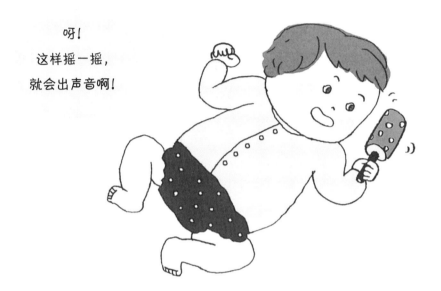

呀！

这样摇一摇，

就会出声音啊！

发现自己的动作和声音的因果关系

在许多时候，给宝宝玩具，他可能都丝毫不感兴趣地扔到一边。但忽然有一天，当你给宝宝一个拨浪鼓，他挥舞手臂时也摇响了拨浪鼓，听到拨浪鼓的声音，宝宝会出现惊讶的表情，好像在说"哎呀，什么情况？"，过了一会儿，他再摇，然后会目不转睛地盯着拨浪鼓看，如此循环反复。

起初，宝宝或许并不想摇，只是拿着拨浪鼓随意挥动而已。然而，当他听到了那充满魅力的声音，"当啷当啷"或者"啪啦啪啦"，宝宝就会显现出惊奇的表情，好像在说"啊，好神奇哦！"他就会再次挥动手中的拨浪鼓，等着那神奇的声音再次响起……

慢慢地，宝宝就会发现手一动，声音就会再次响起，于是，他就一遍遍地用手摇动，看看声音是不是还会响。在这个过程中，宝宝就自然地认识到了动作和声音的因果关系。

而此时，宝宝还处在身体协调性比较弱的阶段，在摇动拨浪鼓时，身体经常会东倒西歪。即便如此，宝宝也并不会大哭，而是重整姿势，马上又去摇动，这当然是因为宝宝已经沉迷于自己创造的声音中，对宝宝来讲这可是一个很伟大的发现哦。

 要尽可能给宝宝容易握住的细小的拨浪鼓，或者毛巾材质的拨浪鼓，这样，碰到头也不会痛。

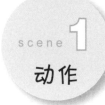

scene 1 动作

时而摸自己的身体，
时而舔自己的手、脚

白天仰面躺着活动身体时经常可见。

吮吸拳头
（0～2个月）

> 啊！
> 放到嘴里去了……

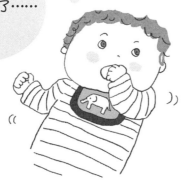

吮吸手指
（2～3个月）

> 这个东西
> 是我的？

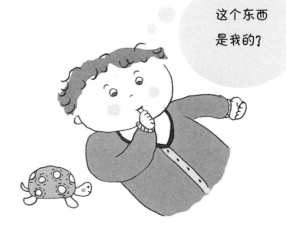

把手放到嘴里确认

宝宝经常把手握紧，放到嘴里吮吸。有时舔着舔着，就干脆直接将整个拳头放到嘴里……

这个时期的宝宝，会把大拇指放到手心里，然后握紧拳头，或者会挥动着手放到嘴边舔一舔，"咦？这是什么？"可是，由于宝宝还处在不能完全操纵好自己的手的时期，有时会不小心将整个拳头放进了嘴里，"好大啊！""好软呢！"大概宝宝心里会有诸如此类的种种感受吧。

大拇指随心所欲地活动

宝宝的手开始会将拇指攥到手心里，紧握拳头，慢慢发展到拇指拿出来、紧握拳头的状态，很快的也就会竖起大拇指了，于是真正的吮吸手指运动正式开始。在此之前，宝宝只会五个手指一起动，现在拇指可以区别于其他手指单独活动了。

这时，宝宝会边咬着手指，边奇怪地感受到，"哎呀，我想让它动，它就能动啊……这是我自己的东西啊！"

吮吸手指，其实在妈妈的肚子里就已经开始了，有时用 B 超画面就能看到这种情形。

有些妈妈担心宝宝吮吸手指会变成习惯，其实，吮吸手指是自我认识的重要阶段，等过了这一阶段就会停止的，所以，不必过于担心。

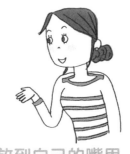

时而双手握在一起，
时而用手去摸自己的脚
（4～5个月）

把脚趾头放到自己的嘴里
（6个月左右）

这也是我的
身体吗？

这么远的地方
也是我的身体啊！

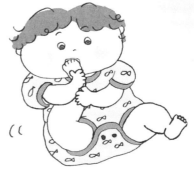

用手确认全身

先用嘴巴舔舔，再用眼睛瞧瞧，明确手是自己的身体以后，下一步就会用手开始确认身体的其他部位。到了这一阶段，宝宝手心的感觉（触觉）也在逐渐发育。

首先，宝宝会用一只手去搓或者握另一只手，接下来，尝试触碰身体下面乱蹬乱踢的脚，从上至下按顺序去触摸自己的身体。这与触摸妈妈和玩具的感觉不同，"虽然是在触摸，可却像被触摸"，宝宝就是在这样的感觉当中，逐渐确认完自己身体的各个部位。

直到身体的末端才完成确认

宝宝对于自己的身体究竟是从哪儿到哪儿，感觉上并不完全知道。正因如此，才要用手去触摸确认。手沿着身体逐渐往下摸，直到最下面的脚，对宝宝来说，那里是身体的最末端，那是离自己最远的"自己"。摸完脚，接下来会直接将脚丫送到嘴边，用嘴和舌头再进行确认。宝宝对自己是自己的这一认识，是从触摸自己的身体开始的。

 由于宝宝一天到晚总是躺在床上，小脚丫很干净，不用担心细菌等对宝宝会有侵害。可以尽情地让宝宝想怎么舔就怎么舔。

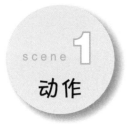

时而盯着自己的手看，时而双手交握、相互拉扯

心情好时，这就像自己在玩游戏似的。

目不转睛地盯着自己的手看（3～4个月）

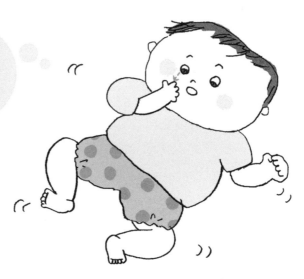

这个是什么呀？
为什么会动呢？

通过看，来认识那是自己的手

宝宝有时会把手举到眼前，不厌其烦地盯着看。

在宝宝出生后 3～4 个月，手部的活动会变得越来越频繁。宝宝有时将手腕滴溜溜地转着圈儿，有时试着将手呼扇呼扇地晃动着。

宝宝对眼前不可思议地转动着的物体完全着了迷，有时累了就会把手放下来休息一会儿，否则，或许会一整天都可以不厌其烦地看着自己的手。

这种现象叫"手眼协调"（Hand Regard）。宝宝通过吮吸、活动手等行为，来认识"这是我自己的手"，可以说，这是宝宝开始随心所欲地使用手的最初阶段吧。

手眼协调是从脸部面对着的手开始的。宝宝一直目不转睛地盯着看的那只手，大部分会成为以后常用的手。确定宝宝是"左撇子"还是"右撇子"，通常是在 4～5 岁，但是，也有说法认为，在妈妈肚子里吮吸手指时，就可以知道了。

当手眼协调上升到双手时，合掌、互握、交叉相握等动作就可以很快学会了。

 Hand Regard：开始关注手、对手感兴趣。

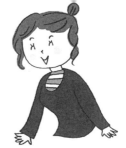

双手交握，互相拉扯（5 ~ 7个月）

拉扯这边，
那边就会······

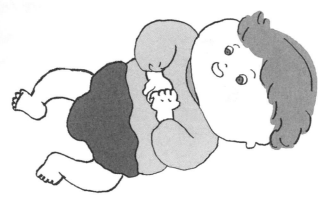

掌握手部的协调运动

这个叫"手和手的协调运动"（Hand hand Coordination），是左手和右手能进行协调运动的象征。

宝宝开始认识到，这两只手都是自己的手，用右手试着拉一下左手，左手就被拉到了，于是，就可以理解到相互间的关系。用眼睛看到双手的动作，再用手去感觉，如此循序渐进地认知。

使用自己身体的一部分，多次重复进行同样的动作，叫作"循环反应"。双手交握、双手紧握，也是手的抓握反射（第8页）消失的证据。手的抓握反射在出生后4个月左右消失。

与此相对，脚的抓握反射是在出生后7 ~ 9个月开始消失的，与手相比要晚很多，但这也恰恰是人类特有的一大特征。

人类的婴儿对于手脚协调运动的学习，是从手和手相握开始的。而黑猩猩的婴儿是在手手相握之前，先开始手脚相握，这是与双脚直立行走且使用手的人类最大的区别。对人类来说，手的作用更为重要，所以会更早地发育。

接下来，随着手指尖的运动机能的发育，宝宝可以让自己左右手的手指相合，或者将手里的东西从右手递到左手，运动机能的发育愈加完善。

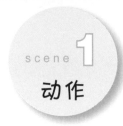

俯卧时用肘部支撑，头部用力抬起

偶尔让宝宝俯卧着，或许可见此动作。

脖子也
越来越硬朗了！

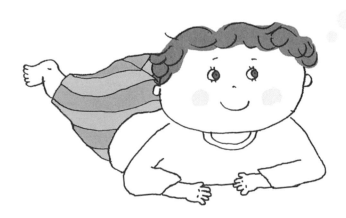

为学会翻身做准备

宝宝刚出生不久，让他俯卧时还一动不动。逐渐会一点点地抬起下巴，等到4～5个月，胳膊会用力了，头部也就会使劲儿向上抬。

随着头部抬起时间逐渐延长，不久脖颈还会左右摆动，向四周张望。此时，脖颈完全可以自由地抬起，翻身也就指日可待了。

翻身就是宝宝从仰面躺着的状态抬起头来，一只手向相反方向的那只手伸展，身体随之"骨碌"一下翻转过去，从仰面的状态改为侧卧，换了个姿势。大部分宝宝出生5～6个月都能做到这一点。

之前，宝宝的视野很狭窄，只能看到躺着时所面对的那一块地方，学会翻身后，眼睛里就能映入不同的世界、不同的景物了。不仅如此，随着宝宝对周围的事物越来越关注、感兴趣，身心也会随之得到大幅度的成长发育。

从这个姿势开始，逐渐靠胳膊前后挪动，靠脚部使劲儿蹬的力量向前移动，就是"匍匐前行"的开始。也就是说，接下来宝宝就会匍匐爬行了。可见，宝宝学会翻身之后，活动范围得到了突飞猛进的扩展。

 翻身的方法有许多模式，即便不是上述所介绍的方法也没有关系，这显示了不同宝宝的个性。

保持仰卧的姿势向前挪动，
时而翻转着身体

手脚活泼地挥舞着，有时会向前移动或来回转动。

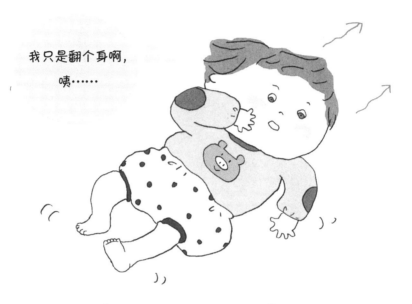

我只是翻个身啊，
咦……

用后背爬行

刚出生的宝宝一般都是仰卧，但有时也会向自己头部的方向移动。其实，宝宝没有想要移动，只是在他下意识地挥舞手脚时，无意中会让自己的身体也跟着动起来。

在出生后4个月左右，由于宝宝的肌肉（伸肌）开始发育，身体有时会挺起绷紧，这样，刚出生时向内侧弯曲的身体渐渐伸直，越来越像成人的身体了。

在一段时间里，伸肌比起让身体弯曲的肌肉（屈肌）更占优势，这时，宝宝容易后背拱起，即使仰卧的时候脚也会使劲地蹬床。在这种状态下，脚掌胡乱地蹬，好像在踢床铺，然后身体就会向头部的方向顺畅地滑动过去，这个就叫后背爬行。在这个时期，当给宝宝哺乳时或者宝宝生气的时候，经常会这样拱起来，让人很难抱住他。

随着伸肌的发育，宝宝坐着时就不会再向前倾倒，可以坐的更稳了。同时，伸肌的发育与宝宝学会爬行、扶物站立、直接站立都有着密切的关系。

 当宝宝两脚的动作和力量不平衡的时候，他就会以头部或臀部为中心向侧面翻转。

前一刻"哇哇"大哭，下一刻"咯咯"欢笑

这是宝宝已经学会情绪转换的信号。

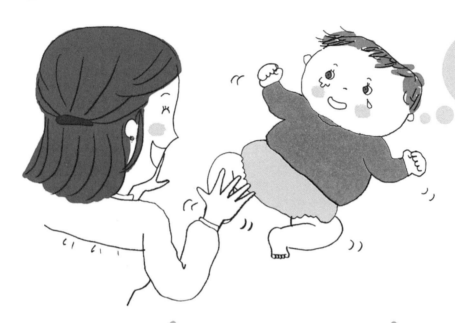

哇……
咯咯！妈妈在做好玩的事呢！

发育阶段呈现两面性

所谓发育，并非像趋势图一样径直地向右升高，而是像台阶一样逐渐成长。以某一时期为界，会有爆发式的成长。

最显著的成长分水岭是 4 岁，在此之前的 2 ~ 4 岁期间是反抗期，你说东他说西，给父母带来不少烦恼。而过了 4 岁之后，宝宝就能够读懂别人的心情，也懂得帮助别人，进入一个飞跃性的成长期。

在宝宝 4 个月左右时，会迎来发育的一个转折点，在此之前的 2 ~ 4 个月是逐渐发生变化的阶段。

这个时期，如果用玩具逗正在哭的宝宝，跟他说说话，或者爸爸妈妈给他唱歌，他的哭声马上就会停止。很显然，在情绪方面，他已经学会了切换。

另外，也有一种观点认为，这段时期是开始具有两面性的时期，也就是宝宝开始区分哭与笑、左与右等完全相反的事情，进入了一个逐渐开始学会切换的时期。

 如果宝宝开始哭，我们应该积极地安抚他，只要你吸引他的注意力，他就会马上笑出声！

从仰卧开始学会翻身了

能够学会自己改变身体姿势，这是一个很大的进步。

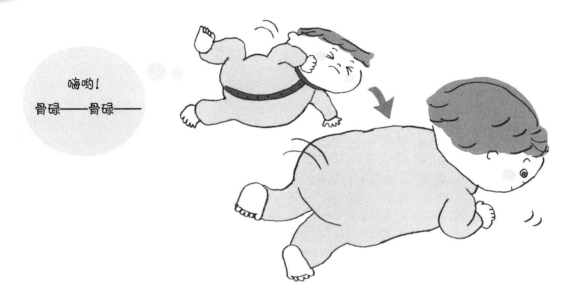

嗨哟！

骨碌——骨碌——

学会变换姿势了

有的宝宝出生5个月左右就会翻身了。首先，宝宝会从仰卧的姿势开始，一只手伸向另一只手，随后身体也会"骨碌"一下翻转过去，变成俯卧的姿势。

宝宝一旦学会改变自己身体的姿势，视野也会相应地得到改变。而且，到了这个时期，宝宝的手部动作会变得很灵活，双手的协调性也逐渐显现。例如，宝宝能把玩具从右手放到左手，或者从左手换到右手。

如此，两手动作的连续性也会逐渐增强。

另外，在此之前宝宝通常都是不分昼夜，一天中大半的时间都在睡眠中度过，而到了这一时期，他会渐渐地开始懂得区分昼夜，白天醒着的时候越来越多，哺乳和睡眠的节奏逐渐得到了调整。

有的宝宝还能睡一整夜，不用再半夜喂奶。这样，妈妈就能够香甜地进入梦乡，育儿也变得格外轻松了！

 这也是一个用自己的意识去支配双手和改变视野的时期。如果宝宝想伸出手拿玩具，妈妈就不妨和他说说话，比如"喜欢这个玩具吗？"或者跟他一起玩。如此一来，一定更能增加亲子关系吧！

什么都往嘴里塞，
不是咬就是舔

宝宝开始学会爬，迎来了"多动"高峰！

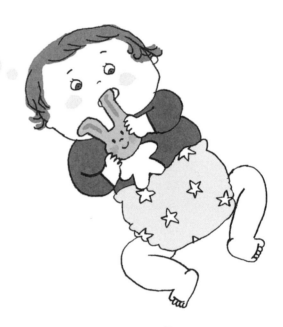

是软的，还是
硬的呢？

放到嘴里舔一舔，确认一下

当妈妈给宝宝玩具的时候，招呼宝宝，"快看，摇摇试试！"可能出乎你的意料，这时宝宝会突然把它拿到嘴里咬起来，或者用舌头有滋有味儿地舔起来。但是，如果你认为"这对宝宝来说，还有点儿早吧"，就想把玩具拿走，宝宝会很不高兴。

对大人来说，嘴巴也许只是消化系统的一个组成部分，但对宝宝来说，嘴巴和眼睛一样，都是感觉器官。他把东西放到嘴里，来确认这到底是什么。

嘴巴里面是非常敏感的，不仅能让宝宝感觉到东西的大小、形状，还有硬、软、冷、热，包括表面是滑滑的还是粗糙的，宝宝用嘴也能感觉得到。

比如，塑料这种东西有点儿凉，还有点儿硬；毛绒玩具感觉虽然不光滑，但很柔软。类似这些感觉，宝宝用嘴唇和舌头去感觉，然后去想象，接着向大脑中输入。

当宝宝用嘴去舔一些大人给的东西时，我们还可以相对放心。但是，当宝宝渐渐会将感兴趣的东西不由分说地都放进嘴里时，爸爸妈妈可就要注意了，像小纽扣或香烟之类的东西，千万不要让宝宝误食。

 宝宝出生 6 ~ 7 个月后，自己就会用手抓起东西放到嘴里舔，所以，有危险的东西一定要事先收起来。

像吹泡泡般
"噗噗噗"往外吐口水

出生后5～7个月,会常见到宝宝不分时间地这样做。

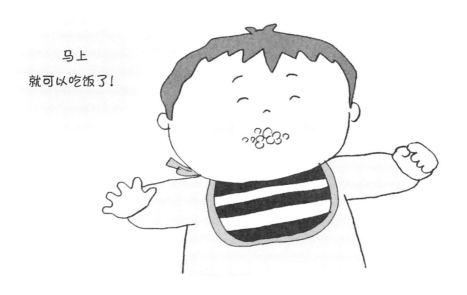

马上
就可以吃饭了!

可以考虑添加辅食的时期

你不觉得宝宝分泌的唾液比较多吗? 实际上, 与大人相比, 宝宝分泌的唾液要少得多, 大人一天分泌的唾液有1～1.5升, 1岁不到的宝宝一天能分泌唾液100～150毫升, 特别是刚出生不久的宝宝, 基本上还不会分泌唾液。

一般在宝宝出生后5～7个月, 唾液分泌量才开始增加。但是, 这个时期的宝宝还不会很好地吞咽唾液。

因此, 急速增加的唾液有时候就会噗噗地像冒泡泡一样流出来。有时候可能会多到一天要换几次围嘴! 如果不勤给宝宝擦干净口水, 宝宝的小嫩皮肤就要发炎了。

唾液里含有促进食物消化的酶, 如果唾液分泌不充分, 就很难吞咽食物。唾液分泌得多, 恰好证明宝宝已经做好了消化食物的准备。因此, 唾液量增多也是宝宝可以吃辅食的信号之一。

❓ 添加辅食的信号还包括: "喂奶的间隔变得比较固定" "宝宝会使劲盯着父母吃饭的样子" "他的嘴巴会跟着咕哝咕哝地动起来" 等等, 这些都是可以给宝宝添加辅食的信号。

什么都没有吃，
嘴却"吧唧吧唧"动个不停

大人吃东西的时候，宝宝模仿着大人的样子在吧唧嘴。

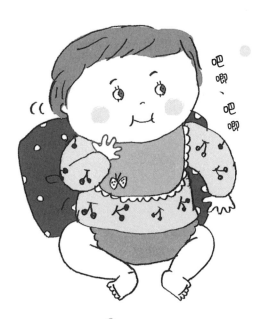

吧唧、吧唧

我也会吃东西哦，
"吧唧、吧唧！"

舌头的机能开始发育

只要是妈妈做的事情，不管是什么，宝宝都很感兴趣。看着妈妈吃饭，自己的嘴也会禁不住"吧唧吧唧"地动起来。看到宝宝这么可爱的表情，妈妈一定会忍不住停下筷子，想知道宝宝是怎么了，是不是也想吃呢。

事实上，宝宝吧唧嘴是因为舌头在动。由于咽部的发育，这时的舌头不仅能前后动，而且能上下动。舌头为了消化食物，发挥着重要的作用：首先，让进

入嘴里的食物，可以被臼齿咬得到，然后让食物和唾液混合后，细细嚼碎，再把它们混成细细的一团儿放在舌头上，如果不形成一团儿，你就不能吞咽。

如果看到宝宝的嘴在咀嚼，这表示他舌头的运动机能已经在发育，表明宝宝差不多能吃固体食物了。是的，吧唧嘴也是宝宝可以吃辅食的一个信号。

宝宝一边吧唧着嘴，一边或许也在想象着自己在和妈妈吃着一样的东西吧。

 舌头的发育会影响发音，吧唧嘴可以说是即将要说话的前兆。

抓住饭碗，
然后把碗翻扣在桌子上

宝宝吃饭时，会趁你不注意经常这样做。

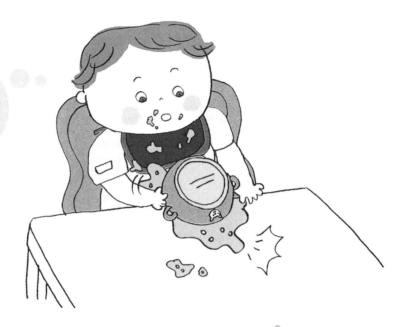

哇！
吓我一跳啊！

会抓住东西，但还不会很好地松开

宝宝在出生后5个月左右，抓东西时常会"啪"地一声掉下来，等到了6个月左右，就能牢牢地握住东西了。同时，也刚好是到了开始吃辅食的时期，宝宝对于放在眼前的勺子、碟子都会很感兴趣。看到了，自然就想伸手去拿。"啊！不要啊——"通常妈妈都想去阻止，不过，多半都会来不及，饭碗瞬间就会被翻扣过来，好不容易做的辅食眨眼间也变得杯盘狼藉。"唉……"我好像都能听到妈妈们的叹息声了。

其实，这个时期的宝宝已经可以抓住东西了，但是，他只能用手一把抓起，这是因为手指的灵活性还比较差，不能很好地控制手指的力量，所以，即便宝宝能抓住东西，也还是不能很好地松开。

与手指相比，手腕的活动就相对容易了。当宝宝把抓住的东西往自己的方向拿时，或者听到妈妈的声音吓一跳时，宝宝就想把这个东西松开，这样，手腕就不自觉地会翻转过来，碗自然就会翻扣在那儿了。从宝宝的角度来说，突如其来的"事件"也会吓他一跳，因为自己并不想这样，所以，请爸爸妈妈不要对宝宝生气哦！

 对于妈妈来说，这是一个比较辛苦的时期，但因为宝宝并非是故意要那样做的，所以，我们应该多想一些办法，跟宝宝一起度过这个时期，比如，桌上铺塑料布，给宝宝围上围嘴，等等。

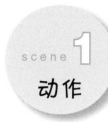

scene 1

动作

用手里的玩具敲打其他东西

在玩积木等游戏时，宝宝经常一只手拿着玩具去敲打其他的玩具。

这样做就会
发出声音啊！

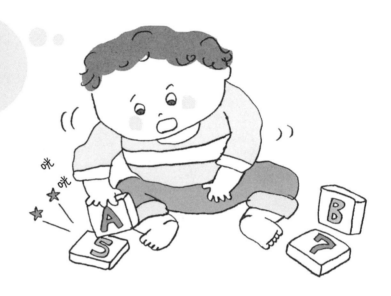

着迷于自己弄出的声音

出生6个月左右，宝宝开始学会坐了。最初是用双手支撑着向前倾，等稳定之后就不需要用手去支撑，手得到了解放，就可以尽情地玩耍了。

这个时期宝宝经常玩的游戏，就是用一个玩具往别的玩具或桌椅上敲打。最初，宝宝可能用一只手在摇动玩具的过程中，偶然撞到了什么东西，随即就听到了不可思议的声音："当、当！"，撞击之后会发出"当"的声音，拿起来后再来一次："当！"，自己拿玩具触碰别的东西时居然会发出声响，这个发现让宝宝喜出望外。

由于经常抓握玩具，宝宝的握力也会增加。他会多次重复这个动作，并痴迷于自己创作出的"音乐"声中。

有些妈妈可能会担心宝宝弄坏玩具，或者划伤桌子，于是，就会经常阻止宝宝，说："不可以啊！"其实，这也是宝宝成长的一个重要过程，与其去阻止，倒不如守候在宝宝身边，看着他玩，避免发生危险，这样不是更好嘛。

 还可以给宝宝各种不同材质或形状的玩具，让宝宝感受到各种不同的声音。

想要更远处的玩具

好奇心是促使宝宝学会爬行和站立的原动力。

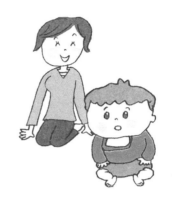

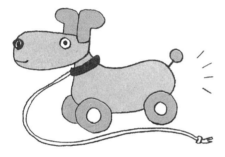

咦！
那边的玩具好像
很好玩。

随着视野的扩大，逐渐有了距离感

宝宝出生 7 个月左右，可以坐得很稳当了，而且能自己坐很长时间，这与一直躺着的时候相比，宝宝看到的世界会变得完全不同，再加上宝宝的视力也变得越来越好，逐渐可以看到更远的地方。

以前，宝宝只对自己触碰范围内的玩具感兴趣，现在视野变大了，于是，对远处放置的东西也开始感兴趣了，更想要那些远处接触不到的玩具。也正是因为对远处事物产生好奇心，宝宝才会积极主动地去爬行甚至站立。

而且，这一时期的宝宝，逐渐有了远近感。这里给大家介绍一个意味深长的例子。在纸上画出一个大窗户和一个小窗户给宝宝看，多数孩子会向大窗户伸出手，因为大窗户在感觉上距离自己似乎近一些，这表明他能用大小来区分远近了。

如果我们故意将小球放在近处，大球放在远处，扰乱了宝宝的远近感的话，就可以看到宝宝的眼神里透露着一种不可思议的困惑。

 视野变宽后，带着宝宝去散步会更加愉快，让宝宝到室外看到更多远近不同的景物吧！

scene **1**
动作

从开始学爬，
到迈开腿的第一步

向目标的人或物前进的方式渐趋完善。

从单手撑爬到匍匐爬
（5~6个月）

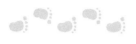

想要那个……

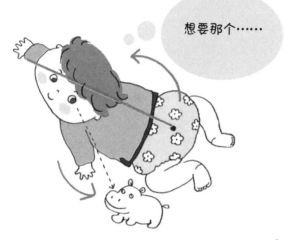

四肢爬行让身体前后晃动
（7~8个月）

还有点晃晃悠悠啊！

出于对东西的好奇，一点点地向前爬行

宝宝从俯卧的状态，到靠臂力支撑起上半身，当用一只手就可以支撑起上半身时，就会以小屁屁为中心，身体转来转去，这是因为当宝宝想要伸手去拿旁边的东西时，导致身体跟着转动的缘故。

等宝宝的身体能这样转动了，他很快就可以学会匍匐着爬行了，即把肚子紧紧地贴在床或地板上，用臂力和两只脚蹬端的力量自然向前移动。

有时，宝宝控制不好重心，不能很好地往前移动，甚至有时还会往后移动。还有些宝宝会像蝶泳一样，舞动着两只胳膊向前移动。

用四肢爬行来维持平衡

宝宝屈起膝盖，摆出用四肢爬行的姿势，但是不会立刻向前爬行。为了爬行时更加平稳，宝宝会采取各种姿势。经常可见的是：身体前后晃动。有时，以为宝宝要晃一会儿，可往往他又突然把小屁屁向后一坐，或者直接就开始匍匐爬行了。

真正的爬行是需要手脚交互协调的，对于宝宝来讲，非常平稳地让重心移动还是比较困难的，所以，以上种种也许是宝宝为了平衡重心而进行的准备活动吧。

 据说既有小屁屁左右晃动的宝宝，也有脑袋晃动的宝宝，还有忽而坐、忽而爬行的宝宝。

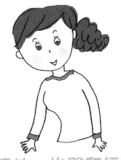

爬着向前走
（9～10个月）

用脚掌蹬地，抬臀爬行
（10～11个月）

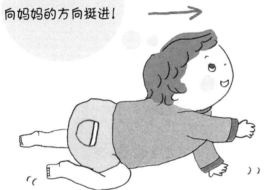

好！
向妈妈的方向挺进！

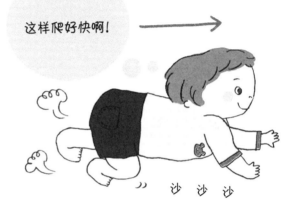

这样爬好快啊！

沙沙沙

爬行就是沟通交流

宝宝用双手支撑身体，保持抬高腰部的姿势很平稳地向前爬行，到了这样的阶段，正式爬行就算圆满成功了。宝宝的匍匐爬行，是想看看自己的周围还有什么，也是一种探索活动。而这种正式爬行也常常被视为一种沟通交流的手段。在这个时期，宝宝能听得懂妈妈在叫自己，他靠近妈妈，并进一步地沟通和交流。当然，途中宝宝如果被别的东西吸引，可能就不会去找妈妈了，请妈妈们做好心理准备，不要失望哦！

迈步走的辅助性动作

如果宝宝会爬的话，很快就能学会抓握站立和迈步走了。有些宝宝还会用脚掌蹬地，把膝盖悬起来，翘着小屁屁抬臀爬行。

在学习走路的时期，由于想快速到达目的地，抬臀爬行的宝宝比较多，有时爬行速度之快，着实令人惊讶。抬臀爬行通常发生在宝宝还不能完全走稳的时期，算是这一时期的一种辅助行为。而当宝宝走路越来越稳健的时候，就不再抬臀爬行了。

还有些宝宝不会爬就会走了，所以，即使宝宝没有按照顺序成长发育也不必担心，宝宝自有他们各自的成长路径。

 从四肢爬行到学会走路，这个阶段会因人而异，不同的宝宝具有不同的个性，成长的路径未必相同。

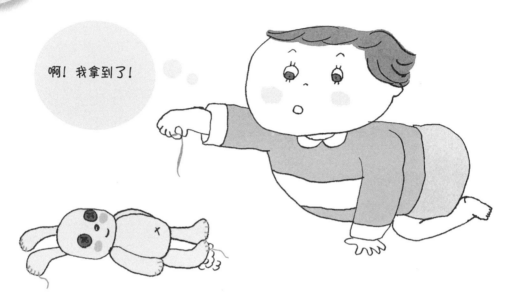

用手指去捏拿细小的东西

scene 1 动作

宝宝在屋子里到处爬时的常见行为。

啊！我拿到了！

学会用手指尖进行细微的动作

宝宝对落在地板上的形形色色的东西都很感兴趣，很想去拿住它们。这意味着宝宝能够控制手指的细微动作了。

宝宝最初并非用大拇指和食指拿东西，而是用手掌和小拇指、中指、无名指三个手指夹，在这个阶段里，大拇指还不能很好地活动，像积木之类的东西还比较容易拿，可是，如果拿一些细小的东西就无能为力了。

当大拇指能灵活地使用之后，宝宝才能牢牢地拿住东西，待更进一步会用拇指和食指的时候，像线、绳之类的小东西就可以拿起来了。

这对妈妈来说，一定觉得很开心，"连这个都会了，真棒！"。可是，如果知道他可能会将这些细小的东西放到嘴里，就该郁闷了，所以请大家注意保持家里的清洁卫生吧！

宝宝能拿稳东西会觉得很开心，我们可以为他准备一个安全好玩儿的地方，让宝宝在那里尽情地玩耍吧！

 宝宝拿东西并非只用大拇指和食指，有时也会用大拇指和中指去夹东西。

面巾纸一张接一张地往外抽

一旦着迷就停不下来，对宝宝来讲是一个非常有趣的游戏。

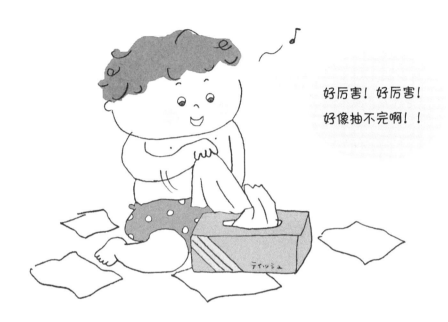

好厉害！好厉害！
好像抽不完啊！！

宝宝可以更加灵活地抓、放东西了

当宝宝手指的动作变得更加灵活，可以很好地控制力量的增减，就可以对手里的东西抓放自如，能更好地放下手中的东西。抓握、拿起、"啪"地松开——对宝宝来说，这个过程本身就是一个非常快乐的游戏。

在这个时期，大部分宝宝会对抽面巾纸着迷。当妈妈"唰"地抽取出一张面巾纸时，这张白白的、软绵绵的东西会勾起宝宝的兴趣。宝宝抓住面巾纸，"唰"地一下就可以抽出来，松手后，又轻飘飘地落下去，再看看盒子里，不知何时又出来一张面巾纸，对宝宝来说，这是一件多么神奇的事啊。

这样的动作多次反复进行之后，宝宝手部的运动机能得到了充分的锻炼，抓起、放下的节奏也会越来越快。

"真好玩啊！"宝宝虽然很兴奋，可对妈妈来说，这显然是一个令人头疼的游戏，但是，面巾纸不仅能够满足宝宝的好奇心，还是能让手指变得更加灵活的最佳玩具，所以，请爸爸妈妈不要马上说"不行"，来制止宝宝的行为，短时间之内，还是让他玩上一会儿吧，反正拽出来的面巾纸可以收集起来再利用的。

 宝宝的手指变得更加灵活之后，有时可能还会撕扯绘本或杂志呢。

妈妈说"不行"，就会停止动作

这个时期的宝宝,一旦听到大声的呵斥,动作会立刻停止。

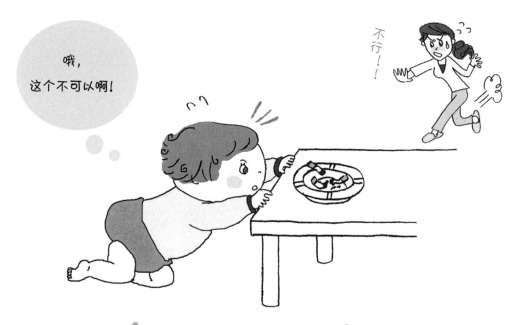

哦，这个不可以啊！

不行！！

能够理解简单的语言

当宝宝学会爬行后,就开始四处乱爬,这会让妈妈感到坐立不安。看到宝宝时而打开柜门,时而将手伸向爸爸的烟灰缸,妈妈禁不住就会大喊"不可以!"宝宝的动作也就会马上停止。于是,当妈妈边说"吓宝宝一跳了,对不起啊!"边走过来时,会发现宝宝正在用很困惑、很复杂的表情看着你。

其实,宝宝停止动作,并非只是因为妈妈突然地大声说话,吓自己一跳,更因为从"不可以"这句话,以及妈妈的语气里,宝宝判断出"这件事我不可以做",也就是说"不可以 = 禁止",宝宝理解了语言的含义。这个时期的宝宝可以逐渐理解大人说的简单的话了。

在理解语言之前,如果受到大声呵斥,宝宝就会由于惊吓而哭出来。但是,当理解了"不可以"这句话的含义之后,就会浮现出困惑的表情。也许是即便明白这件事被"禁止"了,宝宝心里还是会有"可是,我还是想弄一下啊"的心情,他的内心大概也会很纠结的。

 这一时期,宝宝逐渐懂得了"做得好啊!""好厉害啊!""你完成得很棒啊!"等赞扬的话,一旦被赞扬,他就会很高兴,然后会反复地去做这件事情。

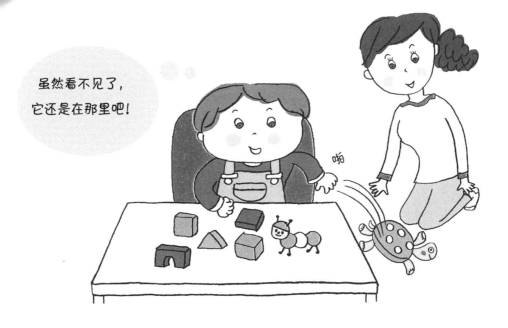

会故意把桌子上的东西扔下去

当宝宝在桌子上玩玩具时比较常见。

虽然看不见了，
它还是在那里吧！

嗨

明白了"东西即便看不见了，它依然还存在"这一道理

当宝宝坐在椅子上玩儿桌子上的玩具时，他会故意把玩具推到地上，当妈妈给捡起来后，他有时会愣愣地看一会儿，然后，再次把玩具推下去。

"骨碌、骨碌……扑通！"宝宝是喜欢享受东西落下去的过程，并且从中懂得了"东西掉下去，只是看不见了，但并非是消失了"这一道理。

曾经有这样一个实验，在宝宝面前放一个火车玩具，让火车开到山洞里，最初宝宝会盯着山洞的入口看，但是，出生6个月左右的宝宝，就会盯着出口看了。因为他明白，即使火车进到洞里看不见了，终究还是会从出口出来的。

东西即使暂时看不见，但并非是消失，它依然还存在着。——宝宝会发现这件事很有意思，并希望反复确认。所以，如果没有人给自己捡回来的话，他就会发出"哒、哒"之类的声音，因为他知道东西掉地上了，希望别人帮他捡回来。

 东西看不见了，但还是存在着。如果妈妈把毛绒动物玩具藏到毛巾的下面，就会看到宝宝会尝试着拿开这条毛巾。不妨跟宝宝做做这样的游戏吧。

一握长柄的东西，就把柄头往嘴里放

特别是在吃辅食的时候，给他勺子就会看到这样的举动。

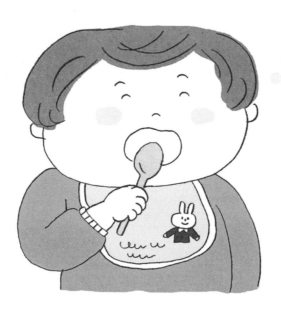

这里是头啊！

开始知道东西的前端在哪儿

当递给宝宝像勺子之类细长的东西时，宝宝通常会用手握住勺把的中间，并且为了确认勺子是什么东西，会把它放到嘴里，但这时，放到嘴里的不是勺子的前端，而是手握着的勺柄部分，这当然放不进去。

可是，当宝宝8个月左右时，同样是勺子，当他握着的时候，会先用眼睛看，并判断出哪边是勺子的前端，然后再放进嘴里。能够分清一个东西的首尾，对宝宝的成长来说具有十分重要的意义。分清首尾是宝宝随心所欲地使用器具的第一步。

一旦宝宝明白哪一端是勺子头，他就可以自己喝汤了。同理，当宝宝知道哪边是叉子头，也就可以用它来叉煮好的胡萝卜了。如果想让宝宝学着吃饭，"认识东西的头尾"这件事是必需的。

当宝宝1岁左右会拿着画笔涂鸦的时候，首先要明确的是"哪里是蜡笔头"，然后再把蜡笔头放到纸上，只有会了这个动作，才有可能开始画画。

 在宝宝吃辅食的时候，即使还不能自己吃，也最好给他一个婴儿专用的小勺，这样会让他更早地学会使用方法。

从扶物站立开始学慢慢坐下

在扶物站立的时候，经常会有这样的动作。

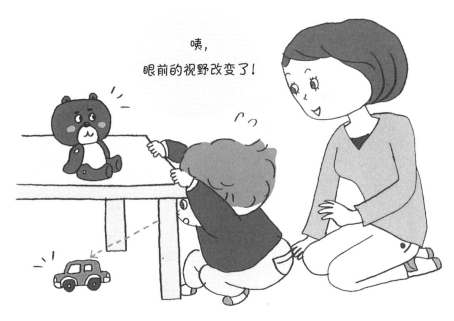

咦，

眼前的视野改变了！

⟨⟨⟨ 享受着看东西视角的变化 ⟩⟩⟩

当宝宝越来越会爬的时候，就开始学着站立，或者大人扶着就能开始走路了。在刚开始学站立的时候，宝宝通常会"扑通"地一屁股坐在地上。但是，等过一段时间，宝宝能站稳时，坐的方式也会相应地改变。在坐下去的时候，宝宝会一边弯曲膝盖，一边看着周边，然后慢慢地坐下。而有时你看他弯着膝盖，以为他要坐下，结果他又站起来了。

当宝宝借助物体学会站立的时候，他的视野会比爬行时变得更加宽广，对宝宝来讲，仅仅这一件事就非常开心。

在此基础上，宝宝一会儿坐，一会儿站，根据状态的不同，视野也会发生变化。比如说，当宝宝扶着桌子站立的时候，桌上的毛绒玩具就会展现在眼前，而坐下去的时候，之前被桌面挡着的东西就会映入眼帘，所以，宝宝一坐下就会自然而然地看到桌子下面的玩具了。

因此，我由上面的分析得出，宝宝一会儿坐，一会儿站的过程，是在享受视野变化所带来的欣喜。

 从宝宝爬行到学会走路，不同的宝宝会有很大的差别，也有些宝宝没有经过扶物站立和扶着走路这个过程，这也都属于正常范围，不必担心。

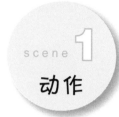

动作

用手指着进行沟通交流

当宝宝在与人进行交流的时候，能明白其中的变化。

有兴趣的东西用手指着来传达
（10个月左右开始——）

用手指着回答问题
（从1岁左右开始——）

咦，那个好像很好玩……

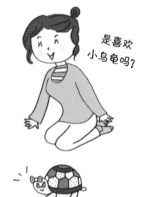

是喜欢小乌龟吗？

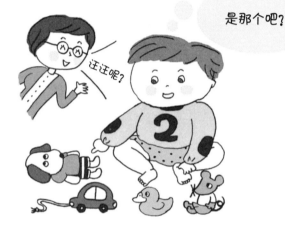

是那个吧？

汪汪呢？

传达喜欢的东西

在宝宝出生10个月左右时，手指的动作会渐渐灵活起来，可以用食指指向自己感兴趣的东西，而且边用手指着，边发出"巴——巴——"之类的声音，好像是在向爸爸妈妈表达什么似的。

手指表达可能含有各种各样的意思，比如"那个好像挺好玩""想要那个""这个帮我拿来"等等。用手指着东西来表达，是表现自己心情的一种手段。宝宝这样做时，请你也要认真地回答他："是这个吗？""你喜欢这个呀？"，等等。

回答时也用手指着

妈妈问宝宝"汪汪在哪儿？"时，宝宝就会边看着狗狗的毛绒玩具，边用手指着。像"汪汪"这样简单的语言，宝宝有时会一边说"汪汪"，一边用手指着小狗。当宝宝学会用手指着来应答时，这标志着他听懂了妈妈的话。在这个过程中，宝宝一边思考答案，一边向对方传达自己的意思，这表明宝宝已经具备了相对高级的沟通能力。

"找到了呀！真棒！""布布熊在哪里呢？"……跟宝宝持续这样的对话，宝宝会很高兴，这对于宝宝语言能力的提升有很大的帮助。

 当宝宝的手指动作得到妈妈的回应时，会让宝宝更能感到交流的快乐，请爸爸妈妈多多地回应他吧！

36

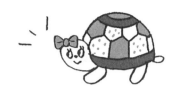

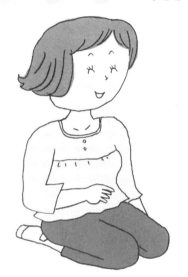

那是什么呀？

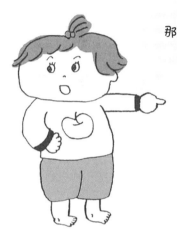

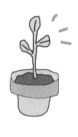

向妈妈提问并等待回答

宝宝从1岁左右开始，逐渐会说些有实在意义的话，在此之后，词汇量也会逐渐增加，但是，离很好地表达自己想说的话还有一定的距离。为了弥补这种语言表达不充分的焦急心情，用手指着进行交流的方式就发挥了作用。

比如，指着眼前的点心，好像在说"这是什么？""我可以吃吗？"，用手指着爸爸的游戏，好像在说"我可以玩吗？"。

宝宝这时希望用手指的方式，把自己的疑问和期待来向妈妈传达，同时也期待着妈妈的回答吧！

顺便提一下，当宝宝满两岁以后，词汇量会愈加增多。有时会一句话说出两个有实际意思的词，被称为"双语句"。这一时期，当宝宝想问"妈妈，那是什么？"时，会先拍拍妈妈，然后用手指向想让妈妈看的东西。这表明，宝宝主要是用语言来表达自己的想法，用手指着来进一步解释说明，起到辅助的作用。

然而，当语言不能有效地表达时，宝宝也可能一边用手指着，一边哇哇大哭来表示抗议。作为一种身体语言，用手指着表达可以说是宝宝最亲密的"知心伙伴"。

 宝宝刚出生几个月时，在睡觉期间，有时会很自然的把手指竖起来——竖手指行为。当这种行为消失以后，有实际意义的手指表达就要开始了。

用脑袋"咚咚"撞地板或墙壁

宝宝坐在墙壁或家具附近玩的时候，经常可见。

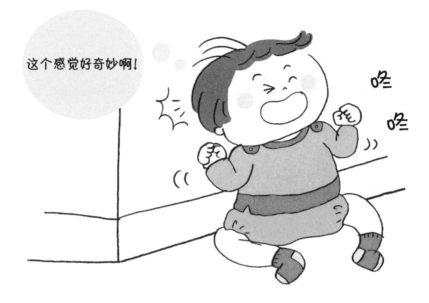

这个感觉好奇妙啊！

为了确认自己看不见的地方

宝宝有时会用自己的后脑勺或脑门咚咚地撞击墙壁或家具，也有的宝宝保持仰卧姿势用头一上一下地撞被子。动静之大足以让妈妈吓一大跳，甚至会担心宝宝会不会受伤，会不会伤到大脑。但是，对于宝宝来说，看不出他很疼的样子，反而貌似很开心。那么，宝宝到底在做什么呢？

实际上，宝宝只是在享受碰撞头部的感觉，头部是自己的眼睛看不见的地方，当然也不能像手脚一样放到嘴里去感觉，因此，即便宝宝对自己头部很好奇，却没有一个比较好的方式去感受它，所以宝宝便用撞击的方式去确认头部的存在。

许多宝宝都会这样做，不过，等他反复几次之后就不做了。目前，还没有听说由于这种行为会导致宝宝头破血流的事件发生。宝宝这样做的时候通常是比较愉快的，所以爸爸妈妈不用太担心，只要在一旁守护着就可以了。

 由于宝宝的成长差别比较大，有的宝宝完全不会这样做，而且也不会撞破头，没有必要过于担心。

喜欢触摸遥控器和手机按钮

只要发现随处放置的遥控器和手机，就马上伸出手去拿。

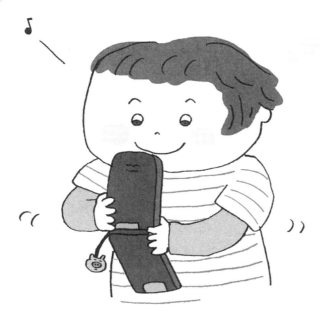

坑坑洼洼的，
真好玩啊！

开始懂得物品的凹凸

随着活动范围的扩大，宝宝对玩具以外的物品也开始感兴趣了，特别是对爸爸妈妈使用的物品更是充满好奇。其中最喜欢的是遥控器和手机，一有机会就想伸手拿，这是因为宝宝的手指已经发育的比较灵活了，即使是很小的按钮，也可以按了。

当宝宝开始对遥控器和手机感兴趣的时候，如果给宝宝看一张有立体感的手机或者遥控器的画，宝宝就会去摸画面上看起来突出的按键。由此，我们可以了解到，这个时期的宝宝已经开始理解凹凸的意义了。

在宝宝1岁左右时，就开始会玩儿积木了。比如说，可以在"○△□"形积木的凹槽里，放入同样形状的积木。但是，如果把同样"○△□"形状画在纸上，宝宝就不会把同样形状的积木配对放上去。据我们分析，这是因为把积木放到凹槽里时，会发出"咔嚓"的声音，对宝宝来说，这个声音应该就意味着这个行动是"正确"的，也就是积木放对了。

宝宝就是这样在使用五感来了解世界的过程之中，不断地锻炼着自己的感官能力的。

 能够懂得凹凸，对宝宝今后在走路时也很有帮助，因为宝宝就不会在楼梯等有台阶的地方摔跤了，可见其重要性。

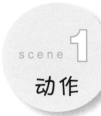

不管妈妈去哪里都要在后面追赶

只要稍微离开宝宝一会儿，他就会紧跟着。

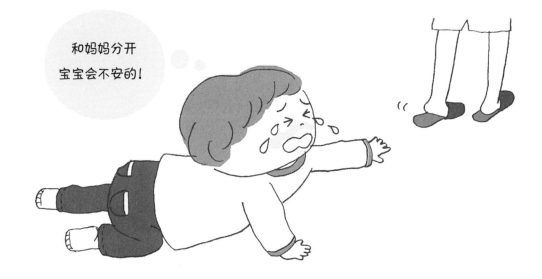

和妈妈分开
宝宝会不安的！

了解妈妈和自己的关系

有的宝宝总跟在妈妈的身后，爬着去追妈妈。当妈妈去了旁边的屋子，看不见了，他就会大声地哭起来，弄得妈妈有时连厕所也不能好好地上。

从1岁左右开始，宝宝便会这样紧跟在妈妈身后，妈妈去哪儿自己也要去哪儿，这除了表现出他对妈妈的依恋之外，让人不可思议的是，之前妈妈离开都没有太多反应的宝宝，为何突然变得如此讨厌跟妈妈分开呢？

原因是，在此之前，宝宝以为妈妈和自己是一心同体般的存在，可渐渐地，宝宝发现自己和妈妈是不同的两个人，妈妈会从自己的身边离开。这个时期的宝宝还不能理解到，即使妈妈离开，还会回到自己身边这一事实。

跟着妈妈后面追，并非是一直持续的事情，当宝宝明白"妈妈一定会回来""妈妈什么时候都会关注着我"，明白了这种感觉之后，他自然就不会这样做了。

所以，分开时我们要跟宝宝说声"妈妈马上就会回来的"，回来后我们也要对宝宝说"想妈妈了吧，现在没事了"。上厕所时，如果让宝宝在外面听到妈妈的声音也会稍微安心一些吧。

 虽然被宝宝追着可能让你比较烦，但是最好不要悄悄地离开，因为那样一来，会适得其反，增强宝宝的不安。

一边不时地看着妈妈，
一边在恶作剧

虽然离着妈妈不远，但背对着妈妈在着迷地做着什么，就要注意了。

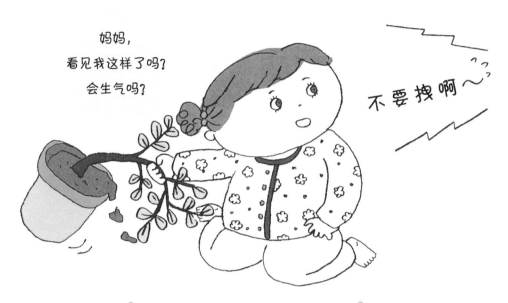

妈妈，
看见我这样了吗？
会生气吗？

不要拽啊～

开始懂得读人的情绪

打开抽屉，把里面的衣服胡乱地拽出来，或者把桌子上的东西给扔到地上，把垃圾桶给倒扣过来……随着宝宝的成长，他逐渐喜欢恶作剧了。在他恶作剧的时候，不知为什么，好像还会时不时向妈妈的方向张望。

"妈妈会吓一跳吗？""会生气吗？"一边恶作剧，一边还要看妈妈的反应，不断试探妈妈的承受底线。为了引起妈妈的注意，他甚至会故意在妈妈能看到的地方恶作剧。而当妈妈真的注意自己，并发出一些"呀，那可不行！！""小〇，住手"时，宝宝会变得开心得不得了吧。

开始恶作剧这件事，也是宝宝逐渐能读懂人的情绪的有力证据。

恶作剧、说谎、隐瞒和开玩笑等，这些都说明宝宝的情感日趋丰富，在成长中有智慧了。对于正处在成长中的宝宝，我们不能轻易地判断这是在"做坏事"。不仅如此，还应该说一些赞扬的话，诸如"呀，宝宝好厉害啊！"可以更豁达地来对待这样的事，帮助宝宝顺利地度过这一特殊的成长阶段。

 恶作剧也是人际沟通之一，我们不妨这样理解。偶尔妈妈也可以尝试把玩具箱倒扣过来，对宝宝进行一个小小的报复。

Q. 刚出生的宝宝有五感吗？

A 宝宝在妈妈肚子里的时候就具备五感了。

其实宝宝在妈妈的肚子里就有五感了。刚出生时，就能分辨出妈妈的声音，这说明宝宝是有听觉的。在胎内的时候，大概是伴随着心跳的声音，或者血液流淌的声音，听到妈妈的声音吧。

*

刚出生时，宝宝的视力只有 0.02 左右，距离 20 厘米以外的物体看着就会很模糊，但对慢慢移动的东西可以用眼睛去追随。因为，宝宝像大人那样认识形状是从出生后 6 个月左右开始的。

宝宝刚出生不久，就能通过乳汁的味道来寻找妈妈乳房的位置，则是宝宝有嗅觉的证明。

*

宝宝的嘴附近特别敏感，喜欢被妈妈触碰。他会因为"尿布湿了""热了""冷了"而哭泣，这也说明宝宝是通过皮肤体会到这些感觉的。对那些还没有喝过母乳或奶粉的宝宝进行味觉测试，研究结果表明，宝宝对甜味、酸味和苦味会做出和大人一样的表情。

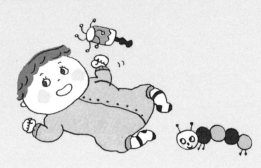

每天都在变化中！

宝宝的声音·表情·视线

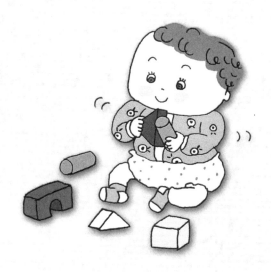

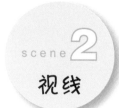

目不转睛地看着妈妈的脸

宝宝有时会一直盯着眼前移动的人和物。

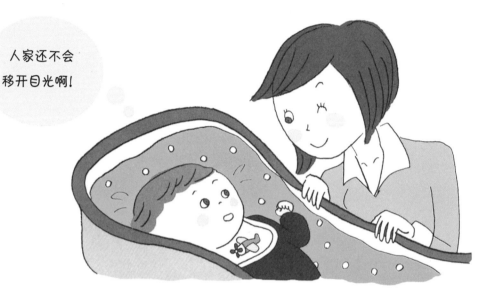

人家还不会
移开目光啊！

只是因为眼睛还无法从移动的物体上移开

当你抱宝宝的时候，发现他一直在盯着你看，你不禁会吓一跳，这种情况应该会有吧！即使你问"怎么了"，宝宝依然没有反应，还是目无表情地盯着你。被人这样盯着，即便对方是一个小宝宝，也会觉得有一些不好意思吧！

这种现象叫作"强制固视"，是一种在看移动的物体时，不能将目光移开的反应。通常，这种现象在出生两个月左右的宝宝身上比较常见，1～2个月后会自动消失。

这种情形，在宝宝看电视等的活动影像时也经常会发生。并不是他看时会感觉到什么，或者是思考些什么。进一步解释的话，可以理解为"思考停止"，这样的说法比较接近。

即便他目不转睛地在看录像，"我家宝宝这么小就可以聚精会神地看录像了，好厉害啊！"请爸爸妈妈们也不必激动，事实并非如此，宝宝只是因为"强制固视"而无法移开目光而已。如果有"我们让他看得更多一些吧""如果找一些对学习有帮助的东西可能会更好吧"之类的想法，还是请注意，不要让宝宝过度去看。

 如果你担心宝宝一直在看电视，你可以改变他的头面对的方向，不要让电视进入他的视野就好了。

直勾勾地盯着别人的眼睛

当你靠近宝宝的脸要和他说话时，
你会发现他一直盯着你的眼睛看。

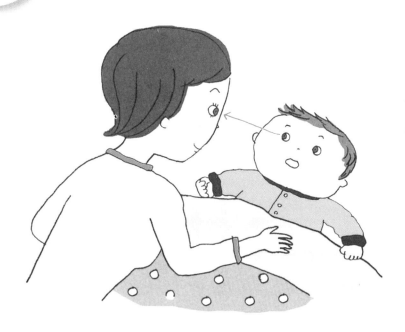

眼睛，
真好玩儿啊！

从眼睛认识人的脸，并能够读懂对方的表情

宝宝会因为喜欢人的脸而去凝视对方，而最初看见的是眼睛，对眼睛最感兴趣。难道是因为眼睛总是骨碌骨碌地转动才感兴趣吗？

实际上，在给宝宝看画上的面孔时，宝宝也是先看眼睛。宝宝对脸的认知貌似也是从眼睛开始的。在出生3个月后，宝宝就会向感兴趣的东西伸手。宝宝对人的脸，特别是眼睛附近，有时也会伸出手去触摸。

这里有一个很有意思的研究结果跟大家分享一下：给出生4～5个月的宝宝看两张大猩猩的照片，

于是宝宝分辨出了这两只大猩猩的区别，而这其实连大人都很难分辨的。宝宝就是根据观察大猩猩的眼睛附近来判断的，观察力之强令人惊讶。

出生后9个月左右，妈妈一戴上太阳镜，宝宝就会哭起来，或者说讨厌妈妈戴太阳镜，并且会去摘妈妈的太阳镜。宝宝通过看眼睛来读表情，当他看不到你的眼睛时，就会感到不安吧。所以说，宝宝是从对方的眼睛里获得各种信息的。

 当你喂奶或者跟宝宝说话时，就请你与宝宝四目相对，用丰富的表情去面对他吧。

渐渐地开始咿呀学语了

始于偶然,在乐此不彼地享受中,逐渐形成语言。

发出"啊—啊—"
"呜—库—"的声音
（2 ~ 6个月）

大声发出"哒—"
"巴—"的声音
（6 ~ 11个月）

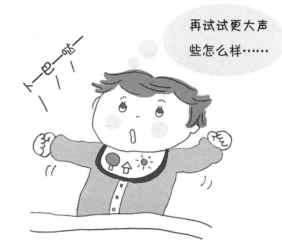

咦!
有声音!

啊!啊!

再试试更大声
些怎么样……

卜—巴—哒

说话的开端

出生2 ~ 3个月的宝宝,高兴时会发出"啊啊、呜呜"等声音。主要以"a""o""e""i""u""ü"等韵母为中心,不太使用唇和舌发出的声音。

宝宝说的那些没有实在意义的语言,一般称为喃语(咿呀学语——译者注),最初的喃语被称为"Cooing(原始调声期——译者注)",是宝宝说话的开端。也就是说,在宝宝比较舒服开心的状态下,很自然地发出了声音。

一个研究结果表明,如果爸爸妈妈常问宝宝"怎么了"之类的话,"Cooing"的时间就会相对延长,所以,请积极地与宝宝说说话吧。

更进一步的发声

在以韵母为中心的"Cooing"发音之后,接踵而至的就是爆破音"哒——""巴——""卜——"的发音,即"bubbling"(冒泡泡发出的声音——译者注)式的发音开始。

"巴""比""卜"等是不使用唇和舌就发不出来的音,比起用韵母的时候,嘴附近的肌肉会得到更好地锻炼,这样也就表明宝宝可以进行更加复杂的发声了。

用爆破音发音,貌似高兴的时候会经常说。比起韵母发声时宝宝能发出更大的声音,因此会很开心,于是,他会像发音练习一样反复发出声音。

❓ 当宝宝发爆破音时,爸爸和妈妈要好好地用语言回答他,那样宝宝就会很开心。

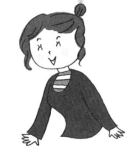

"ba,bababa——" 是在叫爸爸吗?
（11 个月左右开始）

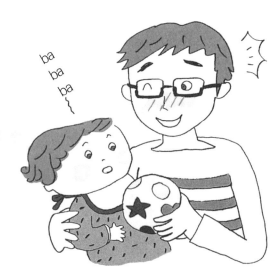

ba
ba
ba

爸爸好像
挺高兴啊!

开始学会把发音和物品的名字相结合

过了 11 个月，宝宝就可以用嘴唇发出"ba""ma"的音了，在此基础上，发音较之前也有所加快，能够"baba""mama"反复地说。听到这个声音的爸爸和妈妈以为在叫自己，一定会非常开心吧!

但事实上，这个时期的宝宝并非是了解了东西的名字和声音的关系而发出的声音。即使宝宝说出"baba"的声音，也并非是想表达爸爸的意思而发出的音，我们不妨可以这样考虑。

大人总会说"喂! 我是爸爸!"但是，这句话里到底哪个词是代表人物的名词，宝宝真的会明白吗? 对宝宝来说，只把"爸爸"这个词剔出来记住，其实是一件很困难的事情。

开个玩笑，我们可以这样理解，宝宝叫爸爸妈妈是与生俱来的能力，为什么这么说呢? 因为在世界各国，表示"爸爸妈妈"的语言都很相似。

"bababa——、mama——"即便是无意识发出来的声音，但这也是宝宝把发音和名字相结合而成的最初的语言。对于父母来说也是值得高兴的事吧。

 即便宝宝还不能把发音和物体的名字相结合，我们也要积极地去跟宝宝说话。从 1 岁半左右开始，宝宝就会表达出汪汪、喵喵等有意义的、能够重复的语言。

"咯咯"地笑出声，
似乎很开心

爸爸和妈妈一逗，宝宝就会很开心地笑出声来。

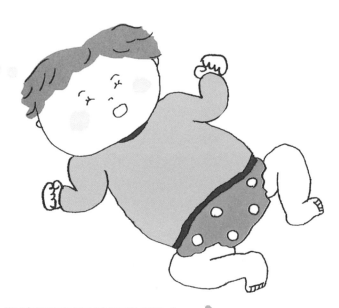

觉得有意思，
就会发出声音啊……

发声器官开始逐渐发育

在此之前一直静静地微笑的宝宝，从出生3~4个月开始，我们一逗他，就会高兴地发出"咯咯"的声音，会笑出声了。这是口、舌和喉等周边发声器官成熟的标志。

能发出笑声，就需要有震动喉咙的声带，让发出的声音在口腔内共鸣，使之变得更大。研究表明，会笑出声说明宝宝的下巴和喉咙附近的肌肉得到发育，口腔内部也为能够发出共鸣的声音提供了必要的空间。

同时，这也是从无意识的生理性的微笑，转变为社会性的微笑的一种表现。所谓社会性的微笑，就是对什么事情发生反应之后出现的笑容，是从快乐、高兴等感情自然引发的微笑。生理性的微笑和社会性的微笑在微笑时的口形是不同的。

生理性的微笑，是把嘴往两边进行横向的扩展而发出的笑。确实，只要把嘴唇往两边牵拉，看起来就像笑。而社会性的微笑，嘴会收窄。请大家注意一下宝宝张口方式的不同。

 生理性的微笑：宝宝为了让妈妈更加疼爱自己，与生俱来的本能微笑，这是有别于感情的一种微笑。

scene 2

视线

左右转动着脖颈，
用目光去追寻妈妈

以为他静静地躺着，其实他在用目光追视着什么。

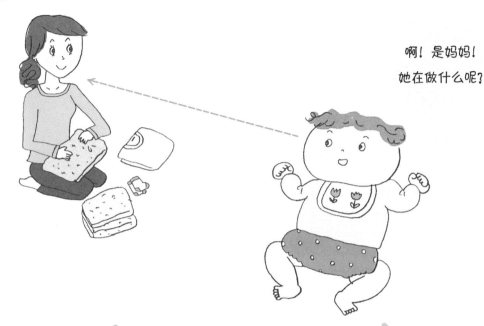

啊！是妈妈！

她在做什么呢？

转动脖子朝感兴趣的方向看

偶然去看宝宝，却惊讶地发现他正在看着你，这样的事情相信大家都经历过吧！宝宝出生3个月左右，脖子就可以直起来了，4～5个月，脖子上的肌肉就会得到发育，可以用自己的力量去转动脖颈。他可以朝自己想看的方向转过头去看，这样就能看到妈妈了。

在此之前，宝宝看东西时只有眼睛在动，因此，他只会用眼睛去追视视野里的东西，一旦脱离视野，就不会关注了。

在这个时期，有时我们会看到宝宝的脖子在左右转动。因为脖子能够活动了，感到很开心，也许宝宝在享受视野变化的过程吧。

眼睛的转动，再加上脖子的转动，宝宝的视野变得更加宽广，各种各样的东西也随之映入眼帘，好奇心越来越旺盛，"那是什么呀，好像很好玩啊！"，进而会产生更想看的意愿。

好奇心是宝宝身心成长的原动力。正因为有好奇心，宝宝才会爬向想要看的目标。

 可以抱着宝宝看看窗外的景色，宝宝会显得很感兴趣地东张西望。

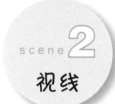

交替看着左右两侧的玩具

同时玩多个玩具的时候，我们可以试一下。

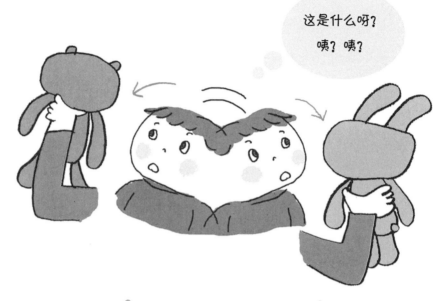

这是什么呀？

咦？咦？

短期记忆的开始

宝宝的目光会追寻着感兴趣的东西，这就叫作"追视"。在此之前，宝宝只会追看横向移动的东西。从出生 4 个月左右开始，等宝宝的脖子挺起自如了，就可以上下左右转动着脖子去追看物体了。

虽然宝宝可以进行全方位地追视了，但是，如果宝宝对两个东西都感兴趣会怎么样呢？

妈妈双手各拿着一个玩偶，首先把玩偶并列在一起，呈现在宝宝眼前，然后将玩偶左右分开，于是，

宝宝的脑袋就会左右转动着，左、右、左……这样，宝宝就会左右交替地看两边的玩偶了。

这个动作叫作"双追视"，是宝宝用目光追寻对称的两个方向。

对宝宝来说，可以进行"双追视"是一个很大的成长，看完右边，看左边，然后再看右边，这说明宝宝记得左右两边都有玩偶这件事。虽然是很短的时间，但是说明宝宝已经能够进行短期记忆。

 能够对比着看两个东西，对消失了的东西抱有疑问并去寻找，这也是短期记忆的象征。

一到黄昏就莫名其妙地啼哭

虽然不明原因，但时间一到就会哭。

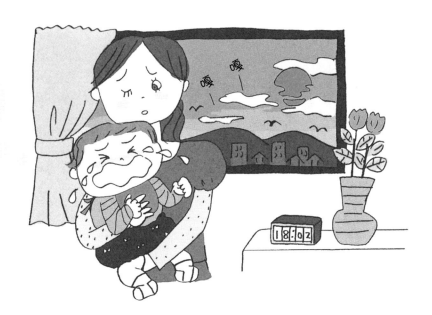

不知为什么
就是想哭……

"黄昏哭"是成长的一个阶段

到了黄昏就磨人地哭个不停，这叫作"黄昏哭"。出生4~5个月的宝宝，一到黄昏就会哭闹，因此得名。由于哭法比较激烈，因此也叫"疝痛"（Colic）。

是应该喂奶了吗？可是已经喂了呀。或者该给宝宝换尿布了？也换了呀……能想到的都做了，还使劲儿去逗他、哄他，可是，宝宝还是哭个不停，真让人不知所措。还有一些妈妈因为宝宝哭得太厉害，而干脆抱着孩子去医院。

对于这种"黄昏哭"，说法不一。也许宝宝是累了，也许是对周围环境越来越暗的反应，还或许是肠道里的胀气刺激而引起的腹痛，原因不是特别清楚，因此现实中也没特别有效的处理方法。

大部分宝宝都有"黄昏哭"的情况，只是哭泣的程度不同，所以没有太大差别。这段时期，是宝宝逐渐能够区分昼夜的时期，所以，我认为，这与宝宝身体中形成昼夜生活节奏有着直接的关系。

其实，"黄昏哭"不会一直持续下去，一般在1~2个月后就会自然消失，我们也可以理解为这是宝宝成长的一个阶段，让我们努力克服吧。

 育儿活动可能一时会比较辛苦，但是，有很多事情随着时间的流逝，自然而然地就能得到解决，这也是成长的必经之途。

一动不动地盯着陌生人的脸

即使是认识的人，如果不是每天都见面，也会盯着看。

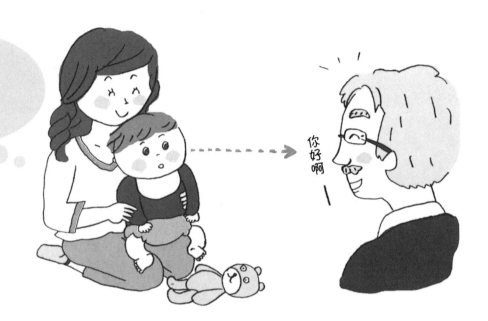

咦！
这是谁啊？
我认识吗？

你好啊

认生的开始

虽然会有个体差异，但大多数宝宝在出生5～7个月会表现出认生的征兆。其中最具代表性的是，一直盯着陌生人看。

这种状态不只是对初次见面的人，即使是那些有好几个星期没见面的爷爷奶奶，对宝宝来说，都是陌生人。有时即便你会亲切地对宝宝说，"小〇〇你好啊，来，让我抱抱！"他也会显得很害怕，转过脸去。

虽说是一点点地拥有了记忆能力，但是还很不充分。为了判断这是认识的人还是不认识的人，宝宝的脑袋会来回转动。等上一会儿后才可以做出判断，对不认识的人，会很明确地表明不喜欢的态度。如果宝宝一直盯着人看，然后突然"哇"地一声哭了，那就的确是认生。

到了1岁半左右，遇见陌生人时，宝宝会把头转向妈妈，好像在说"妈妈，这是谁呀"。到了2岁左右，如果门口有陌生人来访，宝宝就开始躲在妈妈的身后或者躲起来偷偷地看。

 即使正在吃奶或者玩得正高兴的时候，如果有陌生人出现，宝宝也会不时看一眼，显出一副很紧张的样子。

妈妈看哪儿，宝宝就跟着看哪儿

与妈妈一起玩或注视妈妈时经常可见。

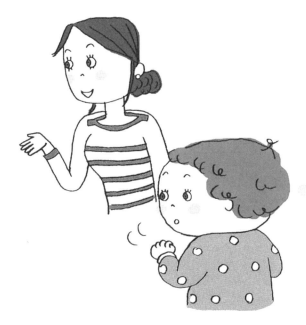

那里有什么吗？

很在意对方的举动，想了解对方的心情

在生活中，经常会发生这样的事情：当妈妈和宝宝面对面玩的时候，突然想起今天买的东西，于是视线便从宝宝身上移开，望向厨房的冰箱，而宝宝的视线也受到妈妈目光的牵引，和妈妈望向同一方向。而接下来，妈妈可能又想到今天天气怎么样，就又向窗户望去，这次也同样，宝宝会随着妈妈的目光，也望向窗外。或者，妈妈会一边用手指着一边说"那边有狗狗哦"，宝宝会很好奇地望向妈妈所指的方向。

以上这些都叫作"共同注视"，指的就是和谁一起去看某一个共同的对象。这说明宝宝除了一对一的

关系，也开始理解其他衍生出来的新关系了。在此基础上，宝宝开始推测并尝试理解对方对新衍生事物的态度和想法。

这种和对方看同样东西的"共同注视"行为，是宝宝出生9个月以后常见的动作。

在宝宝9个月左右时，他的行为会发生巨大变化，是发展心理学上的一个重要关口，被称为儿童成长发育史上的"9个月革命"。

和别人看同一方向，用手指着去表达自己的想法，确认妈妈的反应……这一时期是宝宝的社会认知急剧发展的阶段。

 共同注视，是因为想知道对方的心情而产生的行为，是为了与对方进行沟通交流的基本反应。

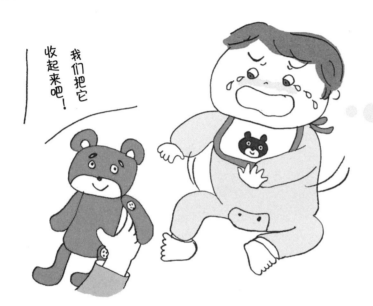

scene 2

表情

手里的东西被拿走就会很生气

越是玩得痴迷，越是容易发脾气。

我们把它收起来吧！

讨厌啊……
别拿走！

愤怒情绪显现

在宝宝玩玩具的时候，妈妈如果说"我们不玩了"，并把玩具拿走，宝宝就会"哇"地大哭起来，小脸涨得通红，像是在发脾气抗议一样。

这是宝宝开始有了愤怒这种情绪的表现。通常，宝宝在出生9个月左右，就会萌发"愤怒"和"嫉妒"这两种情绪。

情绪这种东西并不是随意就会产生的，在宝宝运动能力发育的同时，他的世界也随之加倍扩展，好玩的游戏开始增加，好奇心逐渐高涨，和妈妈的交流也越来越多，这样就会引发宝宝的喜怒哀乐等各种情感。

例如，当宝宝四处爬行的时候，偶尔会有一些危险的情形出现，比如险些从高处跌落，等等，有了这样的经历，宝宝就自然会了解"恐怖"的情绪。

当宝宝生气时，是多种情感增加的表现，也预示着宝宝的各种情感正在顺利发育。

 在这一时期，当妈妈抱别的宝宝时，自己的宝宝会因为嫉妒而发脾气。

54

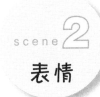

表情

跟妈妈面对面玩，
会高兴得手舞足蹈

宝宝特别喜欢和妈妈面对面一起玩。

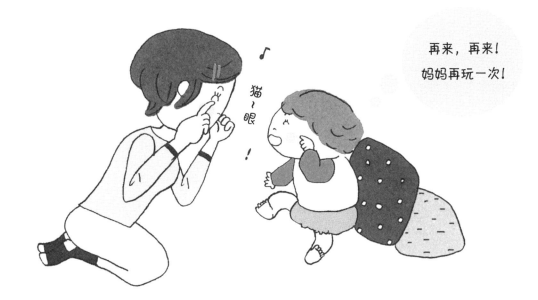

再来，再来！
妈妈再玩一次！

通过玩"过家家"游戏，学会与人沟通

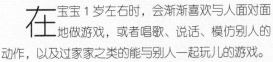

在宝宝1岁左右时，会渐渐喜欢与人面对面地做游戏，或者唱歌、说话、模仿别人的动作，以及过家家之类的能与别人一起玩儿的游戏。

像"猫眼，狗眼""拳头山的小狐狸"等的拍手歌，宝宝会非常喜欢。他会一边发出声音一边开心地模仿。咯吱咯吱挠痒痒，逗一逗他，他就会手舞足蹈"咯咯"地笑出声来。

有时，宝宝也喜欢和妈妈相互触摸对方的身体，享受着肌肤相亲的快乐。还有像"给我吧"，"好，给你"之类的语言互动游戏，宝宝怎么玩都玩不够，

类似的游戏对宝宝学习语言也大有裨益。

以上这些都是对东西、语言、行为的互动游戏，还有一种游戏，是妈妈先做，然后宝宝再做，这种游戏就是有先后次序的"交替游戏"。无论是互动游戏，还是交替游戏，都会促进交流，所以在日常生活中让我们多跟宝宝做一些这样的游戏吧。

在此之前，宝宝都是一个人去探索世界，而从现在起，宝宝的探索心、兴趣、关注点，以及发现的快乐就会与自己以外的人共享了。相互的亲情同感共鸣，这与会话相同，只不过是通过游戏进行的心灵对话而已。

 在陪宝宝玩的时候，如果大人俯身，目光与宝宝持平对视的话，会更容易得到宝宝的信赖，也更容易了解到宝宝的心情。

Q. 情感是怎么出现的呢？

A 经过一年左右，喜怒哀乐的情感会萌芽。

宝宝出生后，很快就会感觉到"快乐"和"不快乐"的情绪。并且，据说对什么东西着迷，也就是"兴趣"，是宝宝出生后不久就存在的情感。

＊

出生 2 ~ 3 个月，会认知对方的脸，在与亲密的人交流中，能感到"快乐"和"悲伤"的感情。而且，吃到不好吃的东西会吐出来，这说明宝宝拥有了"厌恶"的情绪。

＊

宝宝的感情表现会逐渐变得丰富起来，到 9 个月左右，有人做自己不高兴的事情时，宝宝就会表现出"愤怒"这种情绪。再晚一点，"恐惧"的情绪也会出现，这跟认生有关。遇到意想不到的事情，会让宝宝吓一跳，也就是说，所谓"吃惊"的情绪也出现了。

到了 1 岁左右，宝宝会用这些情感来维系和修复与周围的人的关系，比如冲人笑、撒娇哭，就是其中的代表。

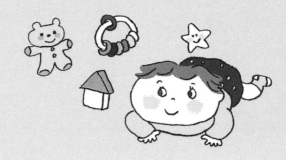

忍不住就想逗他！

宝宝的条件反射·反应

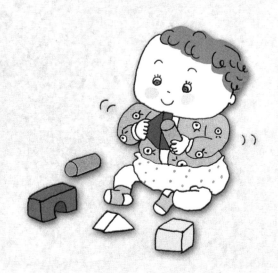

模仿各种各样的动作

开始只是无意识的模仿，
不久以后会很主动、开心地模仿。

模仿嘟嘟嘴
（0个月~）

模仿举手欢呼的动作
（8个月~）

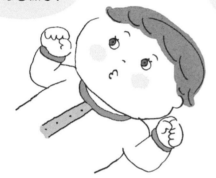

咦，
我也跟着做了！

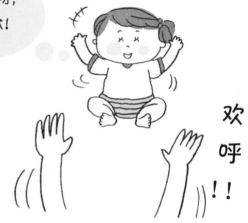

在做这个呀，
我也试试！

欢
呼
!!

无意识的新生儿模仿

当爸爸妈妈嘟嘟嘴或伸出舌头逗宝宝时，宝宝也会学着嘟嘟嘴、伸伸舌头，这就叫"新生儿模仿"，是宝宝与生俱来就拥有的模仿能力，只是在这个时候，还不是出于自己的意愿模仿，而仅仅是无意识地去做的。也就是在盯着对方看的时候，不自觉地被对方牵引，而模仿起对方的样子。

模仿能力可以说是人和动物都拥有的、与生俱来的本能。正是因为模仿了作为同类的双亲，人和动物才掌握了生存的能力。

宝宝能够模仿动作了

妈妈举起双手，做出欢呼的样子，宝宝也模仿着举起手来；妈妈"咚咚"地敲着桌子，宝宝也同样"咚咚"地敲起来。这就说明宝宝开始模仿动作了。

一旦宝宝学会模仿，那么，他玩耍的领域就会豁然宽广起来。先是宝宝模仿，然后妈妈也跟着模仿，我们不妨把它当作一个快乐的游戏。如果同时加上语言和声音，宝宝会更开心。一边敲桌子，一边"咚咚"地配音，效果也许会更好。

这样，妈妈和宝宝在做同样动作的过程中，会与对方保持同样的心情，这就是交流沟通的基础。

🌸 一旦宝宝会模仿动作了，他就会做"不见了，不见了，猫——"的游戏（用双手蒙住眼睛，然后再迅速"啪"地放开，同时对宝宝说"猫~"。——译者注），不仅如此，宝宝也可以开始学唱拍手歌了。

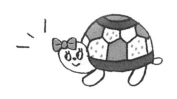

模仿着发出"啊、巴巴巴、巴——"的声音（1岁左右～）

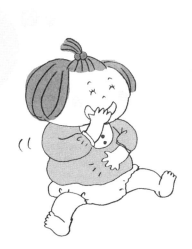

我也会哟！

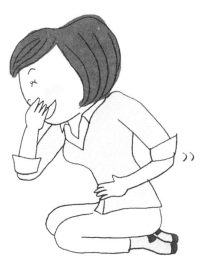

学会模仿声音和语言

在学会动作的模仿之后，宝宝就开始声音的模仿，妈妈在宝宝面前发出"啊、巴巴巴——""啊、噗噗——"宝宝会边看着你的嘴型，边发出声音，同时也开始学着模仿爸爸和妈妈的语言。这与记住东西的名称及理解各种语言有直接的关系。

模仿生活中所见也会成为生活习惯，有时要模仿一些自己并不想模仿的东西，对宝宝也会造成困惑，而模仿父母表现了宝宝想跟父母亲近的心情，是成长所需的一种意欲。

不过，宝宝对于模仿所持有的心情也会由于成长而发生变化。

在出生6～9个月，宝宝看到妈妈在模仿自己，就会很开心，妈妈可以多模仿一下宝宝的神态，逗宝宝开心。这个时期，无论是妈妈还是宝宝，模仿游戏都是最快乐的。

但是，当宝宝过了1岁半左右，妈妈再去模仿他，宝宝就会生气，因为那个时期的宝宝开始变得讨厌别人模仿自己，也说明宝宝开始萌生复杂的情感了。

通过模仿他人，会让宝宝掌握社会性，但请不要忘记，模仿对象本身，比如爸爸、妈妈、爷爷、奶奶等，都是宝宝学习的样本。

在宝宝眼前"啪"地拍一下手，眼睛就会闭上

以不要让宝宝受到惊吓为前提，在宝宝醒着时试着做一下。

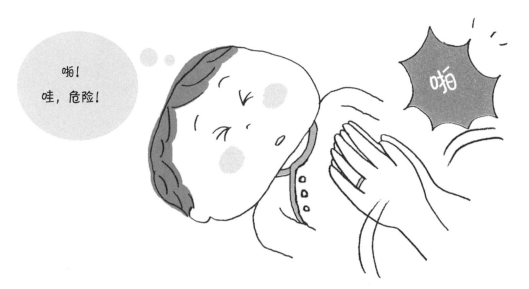

面对刺激，眼睛会条件反射地闭上

在刚出生的宝宝眼前，"啪"一下拍拍手，宝宝的眼睛会瞬间闭上，或者试着吹吹宝宝的眼睫毛，把光照射到宝宝的眼睛上，宝宝的眼睛都会情不自禁地闭上。这是新生儿条件反射之一，叫"瞬目反射"，这种反射对于确认神经功能是否正常至关重要。

所谓"瞬目"，是指眼睑开合的动作，也就是眨眼的动作。眨眼有三种情况，平时无意识地眨眼，使眼色时有意识地眨眼，还有这种条件反射的眨眼。

这种"瞬目反射"是针对外界刺激发生的反射运动，与数月就会消失的原始反射不同，是伴随终生的反射。

即便在我们这些大人面前击掌，我们也会瞬间把眼睛闭上。这是面对危险，保护自己的本能行为。只要面前有东西接近，宝宝就会闭眼。请你不妨往他的眉心指一下试试，恐怕妈妈的手指一接近，宝宝的眼睛就迅速合上了。

 瞬目反射：双眼同时发生，即使你往一只眼睛吹气，两只眼睛也都会闭上。

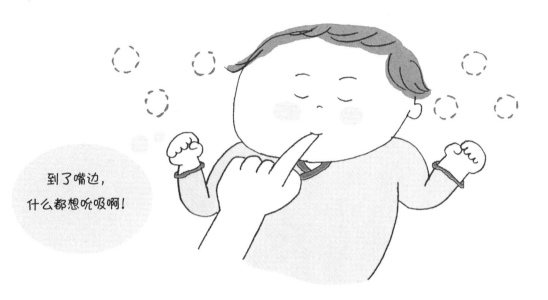

任何东西放到嘴里都会去吮吸

scene 3
反射

由于这种条件反射，
在喂奶的时候宝宝会自然地吮吸乳头。

> 到了嘴边，
> 什么都想吮吸啊！

为了生存的条件反射之一

宝宝对放入嘴里的东西，不仅是吃奶时妈妈的乳头，还包括手指、毛巾，不管什么都会去吮吸，这种情况被称为"吸吮反射"（Sucking Reflex），是与生俱来的原始反射之一。

大部分的妈妈在和自己生下的宝贝初次见面时，都会有给孩子喂奶的经历吧。"吸吮反射"就是妈妈和宝宝第一次共有的一种经历。看着宝宝熟练地吸吮乳房的样子，再次感受到做妈妈的喜悦，有这种体验的妈妈应该会很多吧。

虽然宝宝对放到嘴里的东西都会无意识地吮吸，

但是，正是由于这种条件反射，宝宝才能从妈妈的乳汁里获得营养，从而健康地成长。所以，"吸吮反射"是维持生命不可缺少的一种条件反射。

在喂奶时，如果妈妈突然被别的事情吸引了注意力，而导致乳头从宝宝的嘴里脱离开，宝宝也能自己找到乳头，并再次吮吸起来。

不仅是妈妈的乳房，用手指或者毛巾去触碰宝宝的嘴周围，他也会张开嘴冲向你触碰的地方，就好像在寻找妈妈的乳房一样，这叫作"口唇探索反射"。也是宝宝为了生存，从乳房获得营养所必需的反射行为。

 吸吮反射和口唇探索反射在喂奶的时候比较容易确认，可以仔细观察一下。

61

手心一触摸到东西，就会用力握紧

把食指放入手心时比较常见。

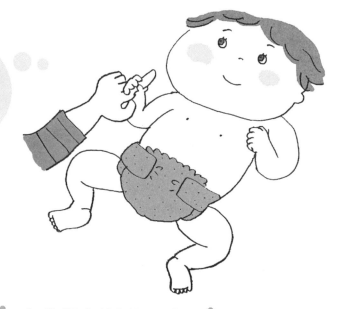

抓呀、抓呀！

与生俱来的抓握反射

宝宝的小手肉呼呼的，确实非常可爱，不管是谁，看见了都不禁想上前摸一下。然而，我们只需轻轻地用手指触碰一下宝宝的手掌，他就会紧紧地将手握起来，而且，还握得格外有力，令人惊讶，那么小的手竟然会如此有劲儿。

这就叫作"抓握反射"，也是新生儿较为常见的原始反射之一。当宝宝的手掌触摸到东西时，就会下意识地握紧。

这种反射不仅发生在手上，脚部也是如此。当触碰宝宝的脚掌时，脚趾会紧紧地弯曲，虽然不能像手一样灵活地去抓东西，但整个脚掌会弯起来，形成像手握一般的形状。

这种情况可以让人联想到人类的祖先——猿猴，手脚并用着紧紧抓握住树枝或妈妈身体时的动作，可能是有这个动作的痕迹。

抓握反射会逐渐自然消失，到出生4个月左右时，手的抓握反射消失，7~9个月，脚的反射消失。抓握反射的存在就会让宝宝不能自由地拿或放东西。人类作为高等动物，一般手比脚更常用，所以，手的抓握反射先行消失。

 如果想让宝宝松开紧握的手，只要轻轻地抚摸宝宝的手背就可以了，那样，宝宝就会自然地张开手掌。

脸朝向哪一侧，
哪一侧的手脚就会自然伸展

宝宝在白天运动比较活跃时，会自然而然地这样做。

我不是在摆样子哦！

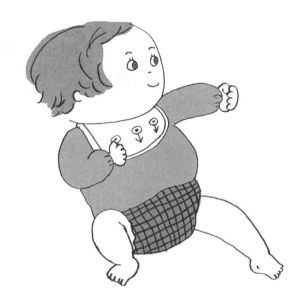

因条件反射而采取的姿势

仰面睡的宝宝，脸有时向左，有时向右。脸朝着的方向，手脚会伸直，而反方向的手脚会弯曲，就好像在拉弓射箭般的姿态，如同丘比特一样，真的好可爱啊！

这种情况被称为"非对称性颈紧张反射"。

宝宝今后必须逐步了解自己的身体。虽然脖颈暂时还不能自由地活动，但是脖颈扭向哪一侧，哪一侧的手脚如果伸展开的话，就不容易被挡住视野，而能更好地看清东西，同时也容易早点发现自己的手和脚，

所以，这种"非对称性颈紧张反射"被认为是宝宝认识自己身体的条件反射之一。

同时，还有一种观点认为，这种反射并非婴儿独有的，可能人的一生都会如影随形。

比如说，即便是成年人，向右拿东西时会伸出右手，左手是否会条件反射般地缩起来呢？没见过谁会在这种情况下伸出左手吧。

关于对宝宝的成长和发育过程的研究还远远不够，比如为什么会发生反射，它会持续到什么时候……我们不了解的问题还有很多很多。

❓ 非对称性颈紧张反射是原始反射之一，据说出生 4 个月左右会消失，但也有观点认为，这种反射会伴随人的一生。

扶着腋下让宝宝站起来，就会做出走路的动作

脚接触到地板，他就会做出迈步向前走的动作。

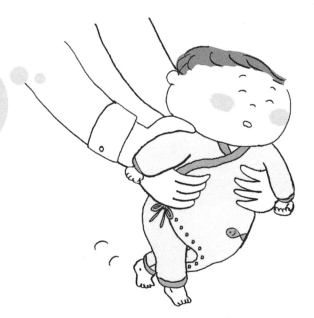

即便这很
让人高兴……

交替伸脚是原始反射之一

出生不久的宝宝，用手扶着他的腋窝，试着让他站立，并让宝宝的脚掌接触到地板，身体稍作前倾，宝宝的脚就会交替向前迈出，做出走路的动作。"咦，我孩子会走路了吗？"即使宝宝这种姿势让爸爸妈妈着实很惊喜，但这其实是一个错觉。因为，这种动作实际上是对刺激做出的反应，从而产生的反射。与"抓握反射"和"吸吮反射"一样，这也是新生儿常见的原始反射之一，叫作"自动步行"。

这只是宝宝在无意识地活动脚，所以，很多父母认为"多让他练习的话，就能早点儿走路了"等等，

实际上，让他做多少也是没有意义的，把它当作脚部训练的想法也是错误的。

因为，这种情况数月之后就会消失，所以，我们不妨这样想：能见到宝宝的这种"自动步行"，已经算很幸运了。

对于父母来说，宝宝能走路确实是一件很让人感到迫不及待的事情，然而，开始步行所必要的条件是身体机能的充分发育，以及宝宝有想走路的欲望。这些条件迟早会具备，所以不必着急，让我们珍惜宝宝每一个成长的过程，快乐地等待吧。

不见得每个宝宝都会经历"自动步行"的阶段，爸爸妈妈完全不必有"刚才还在走呢，怎么这么快就不再走了"的想法，从而产生不安的情绪。

听到别的宝宝哭，就会跟着哭

在宝宝多的场所，宝宝们会一个接一个地哭，像大合唱一样。

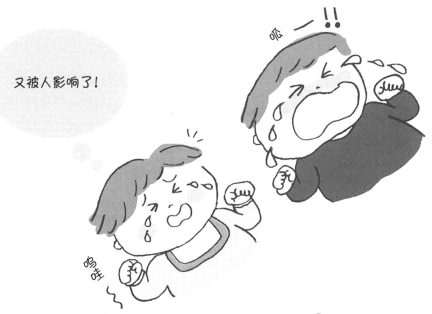

又被人影响了！

因产生共鸣的跟风哭

在妇产医院的新生儿室里，有许多宝宝都集中在那里，他们有时会一起哭。而在像毕业典礼的悲伤场面里，一个人抽抽搭搭地开始哭，受此影响，通常周围的人也会开始哭，这就是所谓的"跟风哭"。难道宝宝也有"跟风哭"的现象吗？

如果让刚刚出生的宝宝听一下多个宝宝在啼哭的录音，本来对自己的哭声都没有什么反应的宝宝，当听到别的宝宝的哭声后，也会跟着哭起来。

从这样的情形可以分析出，宝宝开始能够听出来自己的哭声与其他宝宝的哭声不一样，是跟随着其他宝宝的哭声才哭起来的。

因此，在妇产医院和保健中心等许多婴儿集中的地方，有时候会变成哭声大合唱，也真是挺让人无可奈何的。所谓"跟风哭"，是宝宝对啼哭这种行为有了共鸣能力的标志，说明宝宝已经具备了共鸣能力。

 这种跟风哭在出生后不久就可以看到，出生 2 个月左右迎来高峰，此后，开始渐渐减弱直至消失。所以，不必担心"跟风哭"的太多了。

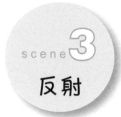

听到大的声响，
会吃惊地张开手脚

在宝宝附近，突然出现大的声音后经常可见。

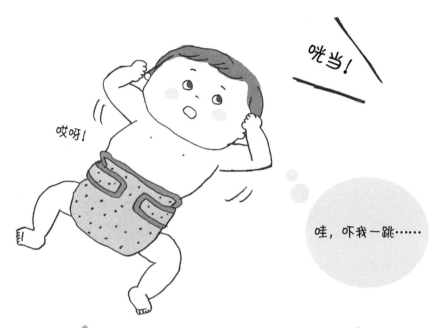

咣当！

哎呀！

哇，吓我一跳……

吓一跳时会产生的特有反应

经过宝宝身边时，若不小心用脚踢到了椅子，咣当一声就弄出了很大的动静——这时宝宝就会吓得发抖。就像要抱住什么东西似的，"啪"地张开双手双脚。好像在说"吓死我了，妈妈……"，仿佛是在寻求帮助，想要抓住什么。这个动作叫作"惊愕反射"，这是刚出生没多久的宝宝的特有反应。因为他对声音反应比较敏感，这是宝宝出生时就能听到声音的有力证据。

除了大的声响之外，当有东西在震动或者身体在摇晃的时候，或者有时即使什么也没有发生，宝宝也会出现这种情况。从抱着到要放到床上哄他睡觉等，都可能会出现这种情况。

这种条件反射在出生后 3 个月左右会自然消失。不必担心怕吓到孩子而变得过于神经质。

惊愕反射在胎内就有了。妊娠中的妈妈，感觉到"宝宝动了"之类的胎动的大部分，都是因这种惊愕反射造成的。

 如果你很介意这种条件反射，你可以温柔地对宝宝说"宝宝，吓到了吧""没关系，吓不着"。

竖着抱就不哭了

常见于哭个不停或心情不好的时候。

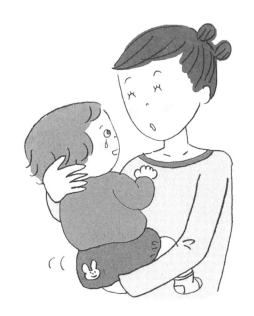

哎呀呀……

必须找好平衡！

竖着抱时，宝宝想要集中精力保持身体平衡

本来哭个不停的宝宝一竖着抱就不哭了，这种现象经常可见。如果把宝宝竖着抱起来，他的全部精力会用在保持自己身体平衡上面，根本顾不上哭了。而且，竖着抱他，还可以让宝宝转换一下心情，这也是停止啼哭的理由之一吧。由于宝宝抬起头来可以更好地看到周围的景物，兴趣点得到转移，因此也就不哭了。

再加上，宝宝本来就喜欢被竖着抱。我们经常可以看到，在我们横着抱宝宝时，他的眼睛会闭上，而竖着抱时，眼睛便会睁开。每个宝宝其实都有这样的习性。即便是大人，一横躺的话，很自然就想睡觉，而站着就怎么都睡不着。此外，不只是宝宝，人在看到与自己相同方向的脸时，较容易读懂对方的表情，会更有安全感。

如果我们把头像倒过来看，那么他到底是什么样的人，什么样的表情，就比较难以判断了。宝宝也是一样，当自己能正视妈妈的脸，就会觉得很安心，所以还是竖着抱比较好。

 人的脸倒过来看会比较难辨认，当我们站在婴儿床边端详宝宝的时候，最好不是站在宝宝的头部的位置，而要站在他脚部的位置去看，这样宝宝可以从正面看到爸爸妈妈的脸，就会很安心。

斜着抱时，
只有头部会自然挺直

在脖子直立之前难以发现的一种条件反射。

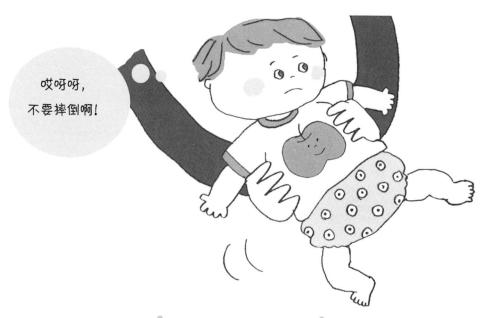

哎呀呀，
不要摔倒啊！

努力调整姿势

让我们用双手支撑宝宝的腋下，试着让他站起来。然后，保持他身体朝向正前方，把他的身体向左或向右倾斜，你会发现宝宝只有脸部保持笔直向前，没有倾斜。也就是说，从正面看去，脸是直立着的。因为身体发生倾斜，只有脖子会稍微弯曲。

这个动作被称为"调整反射"，是为了不让自己摔倒，重新调整身体平衡的一种条件反射。也就是，即使身体发生倾斜，只让头部保持直立不倾斜。

成年人何尝不是这样。比如，当身体向右倾斜时，脖子会稍微往左弯曲，而头部则会努力保持直立的姿

势。左侧也是如此。再比如，当身体向前倾斜时，下巴就会往前伸，努力让头部保持直立的状态。

实际上，这种"调整反射"在宝宝刚出生的时候就会有，但是，那时宝宝的脖子还不能立起来，我们抱着他的时候，还需要用手去支撑着，所以，这种反射运动即便存在，我们也很难注意到。就算总跟宝宝在一起的妈妈，也很少会看到这种条件反射。

在宝宝出生 4 个月左右，他的脖子就可以直立起来了，此时，"调整反射"就会比较容易看出来。

 抱着宝宝的时候，要注意别让他的身体不自然地倾斜。

从正面抓住眼前晃动的玩具

试着把宝宝喜欢的玩具在他的眼前左右晃一下。

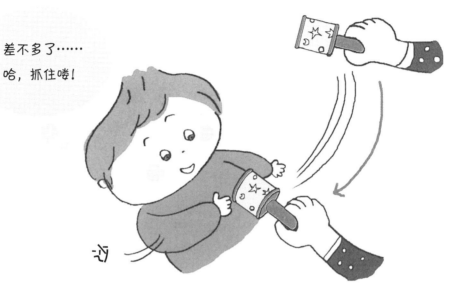

差不多了……

哈，抓住喽！

开始有距离感和速度感

我们拿着宝宝喜欢的玩具来到宝宝的面前，然后，把玩具从侧边向宝宝的正面来回移动，试想一下，宝宝会有怎样的反应呢？

宝宝会等到玩具正好移动到自己的正面时，伸手去抓它，因为宝宝能预测到玩具移动到眼前的距离和速度。

这个例子也许有些夸张，宝宝的这种行为有点儿像棒球的击球手，当球来到恰当的位置时，挥棒击球。

虽说这个例子与棒球的速度相比的确有些夸张，

但是，对于一个刚出生 4 ~ 5 个月的宝宝来说，能测量出玩具刚好移动到自己面前的时间点，可是一件很了不起的事情啊！

如果当大人慢慢地、慢慢地移动这个玩具时，宝宝会在玩具还没有到达自己面前时就伸手去抓，难道他是等不及了吗？

其实，宝宝是从移动的速度来推测——"到达我面前貌似还有些时间"，所以他决定，"不，我不想再等了"。这也许就是宝宝的一个思考结果吧！

 这应该也跟宝宝学会"追视"（第 50 页）有关，还有一种观点认为，预测能力是人类与生俱来的。

面对镜子，
起初只是看着，可很快……

当给宝宝看镜子时，他会有各种各样的反应。

向镜子里的自己伸出手去（4个月左右~）

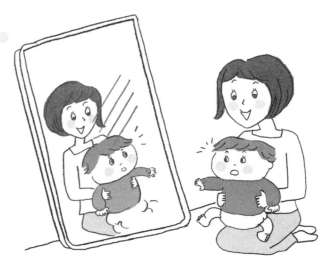

咦，你是谁呀？

用镜子来确认自己

宝宝在4个月左右时，开始对玩具上的小镜子，或者妈妈手中的镜子感兴趣，而在此之前，还完全不会留意这些镜子。宝宝对着镜子会"啊——啊——"，说着一些谁也听不懂的话，样子实在是很可爱啊。

起初，宝宝并不知道镜子里面的是自己，大概心里还会想"这是谁呀？""他在向我看呐"。镜子里的"那个谁"也会做出各种各样的表情，当宝宝向镜子伸出手时，"那个谁"也会伸过手来——镜子可真是一个有魅力的玩具啊。只要有一面镜子，就总能照出自己的脸，持续地跟自己玩儿。

这边笑，那边也笑，反复几次之后，宝宝可能就会开始想："这个镜子里的人跟自己做着一样的动作……难道那是自己？"。接着，会将自己的面孔忽而靠近、忽而远离，有时还试着舔舔镜子，最终确信："这里看到的人真的是自己啊！"

再长大一些的话，宝宝会在能照到全身的穿衣镜前，一边看着镜子里的自己，一边手舞足蹈，对自己的全身做进一步的确认。

爸爸妈妈也可以和宝宝一起玩儿照镜子游戏，问问宝宝"这孩子是谁呀？"，让宝宝注意到镜子中的自己和爸爸妈妈。和宝宝时常照照镜子吧，会有更加新奇的发现的。

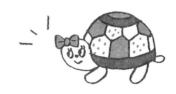

转头看和自己一起
照进镜子里的人
（10 个月左右～）

到镜子的后面查看
（1 岁左右～）

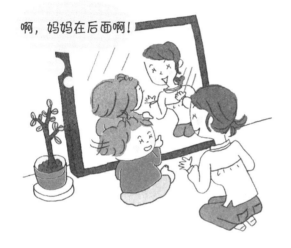

啊，妈妈在后面啊！

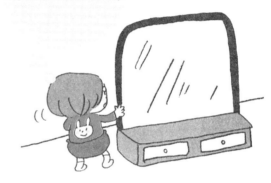

镜子里面是什么呀？

能认出镜子里的其他人

宝宝出生后 10 个月左右，开始能分辨出镜子里的其他人。一站在镜子前面，就会边照着镜子边开心地手舞足蹈。当宝宝发现身后的妈妈也过来一起照镜子时，通常就会"哈！"地喊出声，然后突然转过头来看妈妈。在他确认妈妈确实站在自己后面的时候，就会冲着妈妈笑起来，或者脸上浮现出开心、安心的表情。那是因为，明白了镜子里也会照出别人，并且也了解到自己与那个人的位置关系。

镜子中的妈妈笑起来，宝宝也会回应着笑起来，通过镜子，亲子完成了一次美好的沟通和交流。

好奇心不断增长

等过了 1 岁，宝宝已经会扶物站立了，当他站在镜子前看自己的全身时，会突然绕到镜子后面去窥探。那是因为，虽然宝宝明白镜子里照出的人是自己，但还是会感到不可思议。发现镜子后面什么都没有时，肯定会有些吃惊吧……

这样的行为会激发宝宝的好奇心，是要靠自己去探个究竟的一种意欲表现。如此一来，他就会逐渐了解到镜子这种东西的特性。

等宝宝到 1 岁半，如果他在镜子里发现自己脸上贴有小贴画之类的东西，他就会自己用手去揭。

 能照到全身的穿衣镜倒下会非常危险，一定要好好加固后再让宝宝照。

给宝宝脸上蒙一块手帕试试看

宝宝开始只会哭，渐渐地就会很灵活地取下手帕。

用手取下手帕（5 个月左右~）

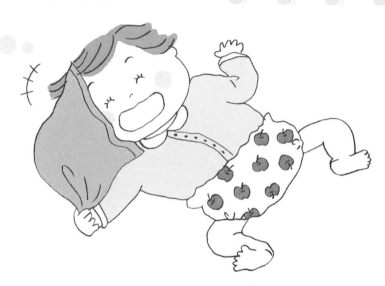

嗨哟哟！嘿！

可以预测到妈妈在自己眼前

在宝宝出生 4 个月左右后，往他的脸上蒙一块手帕，宝宝就会手脚乱蹬，随后便 "哇" 地一声哭起来。也许是自己的视野突然被遮挡，会让宝宝感到不安吧。

如果妈妈往宝宝的脸上蒙一块手帕，然后马上对他说 "猫——"，并把手帕揭开，起初宝宝不知道发生了什么事，脸上的表情有些呆呆的，渐渐地等宝宝习惯了，再给他蒙上手帕就不会哭了。这是因为宝宝明白妈妈会把手帕取下来，只要时间不是太长，宝宝还是会有耐心等上一会儿的。

在 5 个月左右时，宝宝就会伸出手，抓住蒙在脸上的手帕，然后取下来。从运动学的角度来看，宝宝已经开始会用手把物体移动到目的地，还学会了抓握等动作。但这些都不算什么。

因为宝宝知道，掀开手帕就能看到最喜欢的妈妈的脸。取下的瞬间，他会 "嘻嘻" 地笑起来。这不仅有自己拿开手帕时的喜悦，还有自己猜中了 "妈妈真的在啊" 那种惊喜。

 宝宝一旦学会预测，就算妈妈的脸上被蒙上了手帕，宝宝也会把手帕从妈妈的脸上取下来。

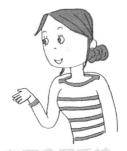

扔掉手里握着的东西，再拿开手帕
（9个月左右~）

手里握着东西拿开手帕
（1岁左右~）

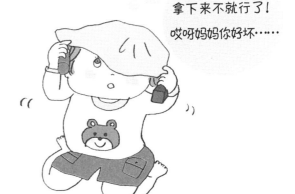

挡住脸了，
我要快点取下来！

拿下来不就行了！
哎呀妈妈你好坏……

一次只能做一件事

让我们尝试一下，当宝宝双手都拿着玩具的时候，在他的脸上蒙上一块手帕。

出生9个月左右的宝宝会把手里拿着的玩具"啪"地扔掉，然后再把脸上的手帕取下来。因为，这个时期的宝宝还不会很灵活地放下手里的东西，那就只能扔掉了。

我们应该注意到，这个时期的宝宝一次只能做一件事。也就是说，他要么拿着东西，要么取下手帕，必须二选一。

两件事可以同时做

到了1岁左右，宝宝的动作有了进一步的发展。当他双手拿着类似积木大小的玩具在玩的时候，妈妈突然逗他说"不见了，不见了！猫——"，一边把手帕蒙到宝宝的脸上。这时，宝宝就会一边拿着玩具，一边取下手帕。宝宝会用中指、无名指和小手指拿着玩具，而用食指和大拇指很灵活地抓住手帕，并拿下来。然后，宝宝会继续玩自己的游戏。

这表明宝宝已经开始学会同时做两件事，而且，即便游戏被中断，也能够迅速地重新回到游戏当中去，这说明宝宝的成长突飞猛进了。

 在宝宝还不能很自如地松开玩具、拿开手帕时，他可能会突然地哭起来，因为手都被占满了，没有办法取下手帕。

73

一抱起来就向后挺

到了一定时期，
每个宝宝都会出现身体向后挺的现象。

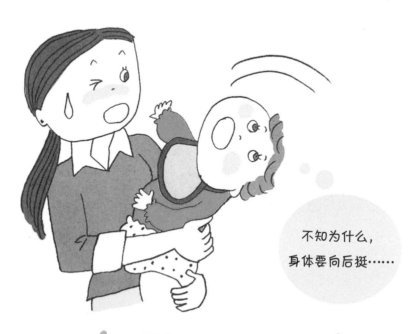

不知为什么，
身体要向后挺……

骨骼和肌肉渐趋成熟

宝宝一哭起来，妈妈们多半会把宝宝抱起来哄一哄。宝宝一旦被妈妈抱起来，一般情况下就会立即停止啼哭。因为我们知道宝宝都很喜欢被人抱。但是，在宝宝出生 4～5 个月，我们会突然感觉宝宝很难抱起来。那是因为宝宝的身体开始会向后打挺了。由于这个原因，妈妈抱着宝宝就会比较费劲，这个时期对于妈妈来说很累。

这种情形标志着宝宝身体的骨骼和肌肉渐趋成熟，特别是背肌和手足伸展力逐渐得到发育。宝宝是蜷曲着身体出生的，所以从一出生就显示了比较容易被抱的姿势，但是如果宝宝一直保持那样的姿势的话，

他就既不能爬也不能走了。只有在宝宝身体的骨骼和肌肉都得到充分的发育以后，他才能保持直立的姿势，学会行走。

这种"打挺"的时期不会持续很长，虽然这时的宝宝比较难抱，让妈妈很苦恼，但是因为时间比较短，我们还是想办法努力克服一下吧。

其实，抱宝宝也是有窍门的。如果宝宝向后"打挺"的话，只需扶着宝宝的头向前倾，下巴向胸口方向贴，让他的脖颈弯曲，宝宝的身体就会自然地弯曲。相反，如果让他的脖子伸展的话，他的身体也会自然地伸展起来，这也是宝宝的条件反射之一。

 抱宝宝时，重点在脖子，只要控制好宝宝的脖子，就能控制好宝宝的身体。

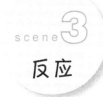

scene3

反应

把玩具藏起来，
能猜出在哪只手里

问宝宝玩具藏在哪只手里，他会指向藏着玩具的那只手。

是这个！
我知道哦！

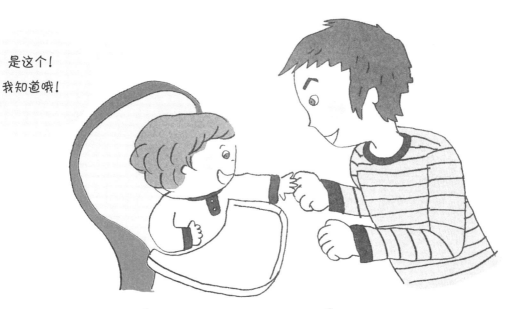

记忆力在发育

在宝宝眼前放着一个玩具，然后用手帕把它盖起来，宝宝会伸出手，掀开那条手帕瞅瞅看。这是因为，宝宝明白，即便玩具看不见了，但是它还在那里。

接着，我们准备一个小球，在宝宝面前用一只手握着，然后把两只手攥起来给宝宝看，并问他小球在哪只手里，你猜宝宝是否会知道在哪只手里吗？

出生 6 个月左右的宝宝，就能猜中这个游戏。他的手会自然地伸向握球的手，好像在说"在这里"。

宝宝能猜中握球的手，是因为他的记忆力开始发育。但是，这个时期的记忆还属于"短期记忆"，是维持时间比较短的一段记忆，而且还只是在动作仍在持续时的一个记忆。如果握球的手放到桌子下面或者身体后面，然后再拿到宝宝面前，他就不知道了。到了 1 岁左右，记忆的时间会变长，即便这只手短时间内看不见了，他也能猜中最初握球的手是哪只。

 当宝宝的记忆力发育后，他的游戏领域就会变宽，很适合跟爸爸妈妈一起玩第 90 页介绍的把东西藏起来的"猜猜看"的游戏。

反射

一抱起来，
腿就会一伸一缩地动

把宝宝抱起来时，他的腿会时而伸展、时而弯曲。

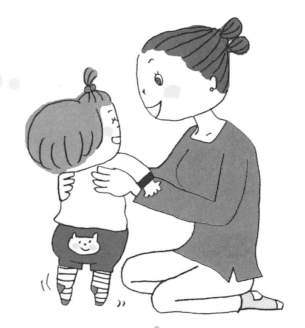

马上就要
站起来的感觉！

为站立做准备

当我们把正坐着的宝宝抱起来，让他坐在妈妈膝盖上时，宝宝会伸展膝盖，双脚好像用力支撑似的。随后，宝宝会很开心地弯曲膝盖，再伸直，并反复重复这个动作。

而在此之前，不管宝宝是睡着还是坐着，他的膝关节一直都呈弯曲的状态，但是到了出生6个月左右，双腿就会尽情地伸展。宝宝就是这样一点点地为了站立进行着各种准备。

而且，与此同期，我们也可以看到他双腿的动作

会有如下的一种表现。

把双手放入宝宝的腋下，抱起他来，并让他保持站立的姿势，然后，尝试前后左右摇摇宝宝，让宝宝暂时失去重心，他的脚就会交叉站立，以保持自己身体的平衡。比如，当宝宝身体向右倾斜时，左脚就会向右脚方向交叉以支持身体。

这是一种非常重要的条件反射，是宝宝行走所必需的。宝宝就是在重心移动的过程中，向前迈出一步，然后再重复这个过程，步行就完成了。

 要想让宝宝直立行走，需要肌肉的力量、平衡感等各种各样的必要条件。我在第91页为大家介绍了膝盖屈伸的游戏，希望爸爸妈妈尝试跟宝宝做一下。

妈妈一做出行的准备，
宝宝就爬向门口

当看到妈妈准备要走时，宝宝会捷足先登。

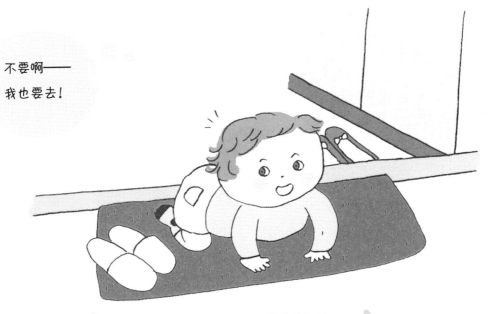

不要啊——

我也要去！

学会观察情况后采取行动

当宝宝出生 7 个月左右，只要他发现妈妈穿上衣服，换上鞋，拿出包包，在做出门的准备时，就禁不住会往门口爬去。或者，当妈妈开始准备宝宝餐时，宝宝就会一边向桌子靠近，一边笑嘻嘻地看妈妈。每当宝宝看到妈妈的动作，他就会像巴甫洛夫的狗那样，做出相应的条件反射。也许是因为这些动作都是每天反复要做的，日子久了，宝宝自然而然地就建立起习惯了吧。

在宝宝到了 1 岁至 1 岁半的时候，当他一旦明白妈妈要出门，就会先跑到门口去。或者当妈妈一说要吃饭了，他就会来到桌旁，坐在自己的位置上等着吃饭。这是因为宝宝已经跨越了条件反射的阶段，能够察觉到具体场合的具体状况，而有意识地采取行动。

不仅仅是宝宝的习惯和反应，过去的经历和记忆也会产生影响。比如，只要进到牙科医院里宝宝就会哭，就是一个很好的例子。

有些宝宝不只是去门口，还会拽出自己的帽子戴上，给自己穿上鞋。

能够察觉到周围环境和气氛，用之前的经验进行判断，还会回想起当时的行动和心情，然后再采取行动，不能不说，这对宝宝来说，是一个非常了不起的进步。

❓ 巴甫洛夫的狗：生理学家巴甫洛夫用狗做了一个实验，每次给狗送食物前会打开红灯、响起铃声。这样经过一段时间以后，只要铃声一响或红灯一亮，狗就会开始分泌唾液。

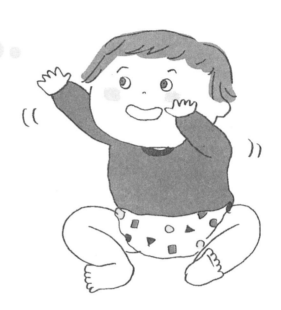

scene ③ 反应

一说"来，抱抱！" 就会张开双臂

抱宝宝的时候只要一说，他就会张开双臂等着。

> 抱抱，
> 抱抱……
> 快点啊！

用全身表达自己的要求

当我们想要抱起宝宝的时候，多半会这样说，"来，妈妈抱抱"，而宝宝对这句话的反应，会随着年龄的增长而逐渐发生变化。最初，宝宝并没有过多的反应，你去抱他，他就等在那里让你抱。随着月龄的增加，一听到"抱抱"这两个字，他就会把脸转向妈妈，表现出十分快乐的样子。

即便刚才还在哭，可只要听到妈妈说"抱抱啊！"，宝宝也许就能立刻停止啼哭。这说明宝宝似乎已经开始明白"抱抱"这个语音的意思了。

再长大一些，妈妈只要说"抱抱吗？"宝宝就会马上向妈妈张开手臂，那是因为他已经理解了妈妈说的话，并对此做出了反应，传达给妈妈"我想要你抱"的要求。

宝宝张开双臂表达自己的意图，是一种身体语言，同时也是用手表达思想的开始。另一方面，也可以理解为这是在模仿妈妈抱宝宝的动作。

 如果看到宝宝的这一反应，大概不久以后宝宝就会主动央求妈妈抱了。

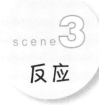

给他玩具，
有多少要多少

即便是形状、颜色相同的东西，宝宝也会照单全收。

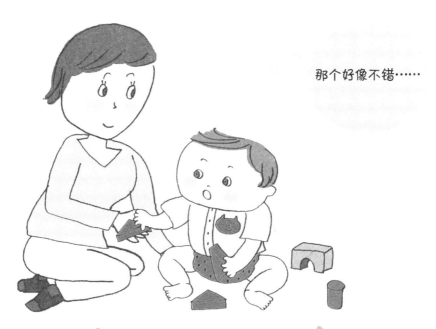

那个好像不错……

总是觉得别人的东西好

当手部的动作逐渐发育后，宝宝就会用手抓一些细小的东西，或者把一只手里抓着的玩具递到另一只手里。

当你把玩具给他的时候，他或者像上面说的那样，把手里的玩具递到另一只手里，或者把手里的玩具都扔下，再伸手接你给的玩具。

有意思的是，即使是完全相同的玩具，给宝宝多少个，他都想要。同样颜色、形状的积木，在宝宝两只手都有东西的时候，你再给他一个，他会把手里的积木全都扔掉，再去接受你给的那一个。如果你再给他，他还会把手里的积木再扔掉，然后，再去接受你给的东西。

宝这样做，似乎并非出自他贪心的想法。因为，如果是贪心的话，他就会对手里的东西也很执着。可事实上，如果你拿着他扔下的东西，他并不会生气。

就算是妈妈以外的人给他东西，他也会要。不管对方是谁，只要是别人的东西都想要。也许，宝宝会觉得别人的东西更好吧。

不久，当他跟小伙伴们在一起时，即便自己和小伙伴手里的东西是一样的，他也还是会想要小伙伴手里的东西，同样，也是因为他觉得对方手里的东西更好。

scene ③

反应

音乐一响起，
就会随着旋律舞动

一听到音乐，宝宝就会像跳舞一样扭动起来。

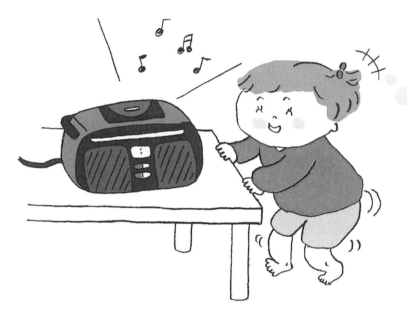

哇，好开心啊！

感觉器官受到刺激，自然而然地动起来

当音乐响起来时，宝宝会跟着旋律晃动身体。已经可以扶物站立的宝宝会扭动着小屁屁，双膝一上一下地蹦跳着。即便并没有合上节拍，但他似乎也很开心。有的宝宝会"呜哒哒——呜哒""嗯嘎——嘎嘎"嘴里像在唱歌一样发出声音，或者"啊啊"地高兴得欢蹦乱跳。

宝宝本来就喜欢能发出声音的玩具。出生9个月左右，就会开始对音乐表现出兴趣。音乐具有不可思议的力量，大人听音乐时也会无意识地跟随着音乐的旋律动起来，嘴里也会同时哼哼着，宝宝也一样。音乐会刺激我们的前庭觉和固有觉，让我们涌起舒适、开心的情绪。

有的爸爸妈妈给宝宝听一些古典音乐和童谣，但有时宝宝会更喜欢电视里播放的幼儿节目，或者广告里节奏感强的音乐，以及爸爸妈妈经常听的音乐。

其实，只要宝宝开心，听什么样的音乐都可以。爸爸妈妈也唱起来、跳起来，与宝宝一起享受音乐的快乐吧。

 前庭觉和固有觉：前庭觉是重力与平衡的感觉；固有觉是肌肉运动以及身体各关节灵活性的感觉。

妈妈敲桌子，
宝宝也会按同样的节奏敲

scene 3
反应

越是开心的时候，越能惟妙惟肖地模仿。

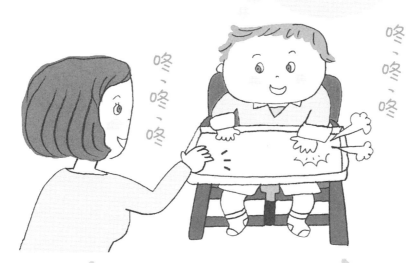

是这样吧？

咚、咚、咚

咚、咚、咚

有意识地与妈妈保持同调

在宝宝出生 10 个月左右时，大人敲桌子，他也会模仿着大人的样子敲桌子。过了 1 岁以后，开始会模仿一些比较难的节奏。敲击的节奏不仅仅是连续的"咚咚咚"的声音，像"咚！咚！咚！"之类的音和音之间有间隔和强弱的节奏，也能模仿得惟妙惟肖了。

宝宝的动作模仿和声音模仿可以同时做到，并且在此基础上，他还可以体验到自己主动跟对方进行"和声"配合的快乐。

所谓同调，原本是指在一起的同伴们在不知不觉中，做同样的动作，摆出同样的姿势的意思。而有意识地去跟对方保持同调，可以说是在积极地推动双方的情感交流。

如果宝宝这样做了，我们可以好好地称赞他一番，让他更有积极性。而这个时期的宝宝，在精神层面上也有所发育，得到称赞后，他会更主动地做类似的事情。

有时，宝宝会不管你怎么鼓动也不愿意跟着做，个性逐渐显露出来。有容易把情绪表露出来的宝宝，也有缓慢慎重地行动的宝宝，还有对什么都不感兴趣的宝宝，考虑到宝宝们的个性，我们不要勉强宝宝去做什么就好。

 这个时期的宝宝也会边唱边舞动手脚的拍手歌了。可以教给宝宝各种各样的拍手歌，一起开开心心地玩一下吧。

Q. 为了宝宝的语言发育，是否要和宝宝多说话?

A 与宝宝的对话并非越多越好。

关于宝宝开口说话这件事，并非是妈妈经常跟宝宝说话，宝宝就会很快地学会说话。影响宝宝说话的最重要因素是：有想表达的事情，以及是否有想传递的意愿。"我喜欢妈妈""妈妈一定会回答我"等等，需要建立在信赖的基础之上，同时，需要有极高的想要交流的欲望。"想要这个吧""想拿那个是吗"等等，总是先于宝宝说出宝宝心中所想，对宝宝尽快说话反而容易起到相反的作用。一定要记住，宝宝因为想要传达自己的心情，才会张口说话。

*

在宝宝 1 岁半左右时，词汇量增加得会非常快，这时，爱说话的妈妈和不爱说话的妈妈，对宝宝学习语言的影响就会逐渐显现出来。但是，比起环境因素，遗传因素的影响也比较大。

其实，我们不必太在意"主动搭话"与否，只要我们在与宝宝相处时，使用自然的语言，妈妈也能享受与宝宝的沟通和交流，才是重要的。

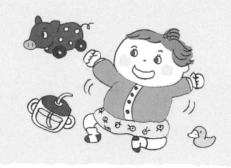

初次的沟通交流

和宝宝的各种玩法

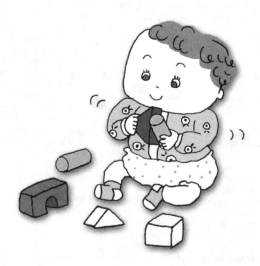

喜欢朝向右侧还是左侧？来试试看！

试几次即可了解宝宝习惯朝向哪个方向。

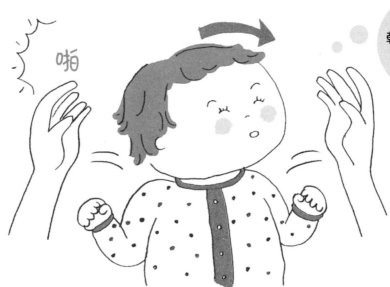

啪

朝这边更轻松啊！

第一次了解宝宝的左右差异

通常，宝宝在仰面躺着时，很少将头部规规矩矩地朝向正前方，总是把头或者朝向左，或者朝向右，这称为方向习惯。不同的宝宝头的朝向是有左右差异的。有一个方法可以了解宝宝的习惯性朝向，不妨在做亲子互动游戏时试试看。

①**用双手抱住仰面躺着的宝宝的脸，使宝宝的脸朝向正前方。**

②**当双手的力量相同时，"啪"地松开双手。**

③**上述动作反复进行 5 次，如果其中有 4 次以上宝宝都是朝同一个方向，那就是宝宝的习惯性方向。**

 测试习惯性朝向，最好在宝宝心情好的时候进行。

如果几次反复以后，宝宝朝左和朝右的次数基本均等，说明宝宝没有习惯性方向，这种情况也是存在的，不必担心。

也有妈妈担心，自己家的宝宝总喜欢将脑袋偏向一侧，时间长了会不会导致头形被睡扁。其实，新生儿期的习惯性朝向只是一时性的，随着脖子逐渐能直立起来之后，这种情况就会渐渐减少。等到开始学会走路的 1 岁左右，大部分宝宝的习惯性朝向就会消失，头部的形状也就不会那么显著了。

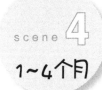

从面具嘴里伸出舌头的游戏，宝宝会模仿吗？

先画一张简单的脸就可以，然后再用跟人脸更相似的画试试。

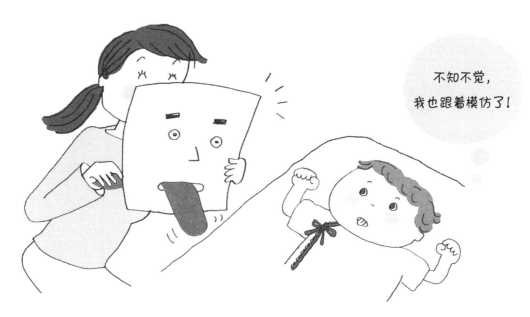

不知不觉，
我也跟着模仿了！

了解宝宝对脸部认知的发育成长

宝宝非常喜欢人的脸部。曾有一个调查，就是让出生不久的宝宝看两张绘画，一张画着人脸，另一张画着其他东西。测试的结果是，宝宝通常只看那张有人脸的绘画。

那么，宝宝的脸部识别能力到底是怎样培养起来的呢？有一个很有趣的游戏，我们不妨来跟宝宝做一下。

①在脸部大小的纸上，简单地画上眼睛、鼻子、嘴，再把嘴的部分剪成一个洞，然后再准备一张细长条的纸，最好涂成红色。

②把画上脸的那张纸拿到妈妈的面孔前，再把那个细长条的纸从"嘴"里伸出来，就像舌头一样，与此同时，妈妈发出"噜噜噜噜……"的声音。

一开始，宝宝会目不转睛地看，然后，会忽然也吐出舌头模仿起来。

不过，等宝宝到了1岁左右时，他就不会这样模仿了。那时，我们可以换一个跟人脸更接近的面具，再试一下。我们可以给面具加上眉毛，再把脸部的轮廓画得圆润一些。测试以后发现，宝宝又会吐出舌头，跟着模仿了。

以上我们应该不难看出，宝宝对面孔的识别能力已经在稳步提高了。

 妈妈可以一边做，一边发出各种声音，比如"看啊，噜噜噜噜……"让自己也乐在其中，跟宝宝快乐幸福地交流吧。

声音是从哪里传来的?

让宝宝从不同的方向听各种各样的声音。

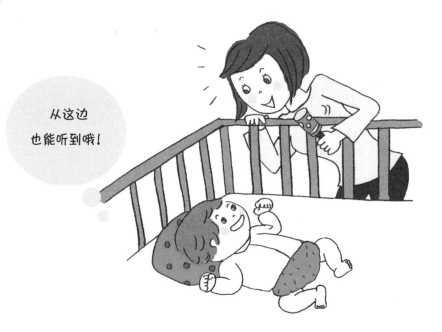

从这边
也能听到哦!

了解声音和物品的关系，并对此感兴趣

宝宝虽然从出生起就能听到声音，但是，当他脖子上的肌肉发育得越来越好时，头部就可以按照自己的意识四处转动了，脸也能转向声音传来的方向。宝宝希望通过自己的双眼，确认到底是什么东西在发出声响。

那么，就让我们一起来探寻声音的来源吧。

你可以来到宝宝的左侧、右侧、斜上方等，宝宝一转头正好能看到的地方，然后对宝宝说："宝宝，妈妈在这里!"

宝宝就会转头看着妈妈，这时，妈妈不妨开心地回应宝宝说："是妈妈啊!"

接下来，再拿出像拨浪鼓一样、能发出"嘎啦嘎啦"声响的玩具，冲着宝宝摇动，但妈妈不要说话，当你发现宝宝在看拨浪鼓时，就冲着宝宝笑着说："这是拨浪鼓!"

还有其他的像喇叭和小鼓等玩具，或者能发出"沙沙"声响的塑料袋，都可以当作这个游戏的道具试试。宝宝如果对这些东西感兴趣，就会伸出手去，拿着那个玩具玩一会儿，这样也挺好啊。

让宝宝听各种各样的声音，让他通过自己的眼睛去确认这些声音的来源，同时妈妈顺便教给宝宝这些物品的名字，在这个过程当中，宝宝就会逐渐懂得声音和物品之间的关系。

 在日常生活中，类似电话铃声和敲门声等等，也可以成为宝宝学习声音和物品之间关系的机会。

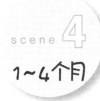

让床挂玩具 "悠啊悠" 转起来

让玩具和宝宝的身体能连动起来的游戏。

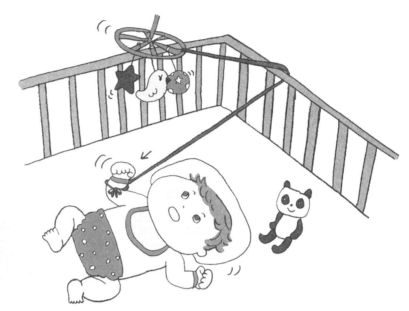

手一动，

它也在动啊……

对宝宝来说，这是最初的学习

如果感到宝宝开始喜欢晃动自己的手，我们就不妨给宝宝做这样一个游戏。也就是，当宝宝活动自己的手时，想个办法，让他头上的床挂玩具也跟着动起来，会是一个非常好玩儿的游戏。

①当宝宝躺在婴儿床里时，在他的正上方挂一个床挂玩具，或者一个旋转床铃。

②用一根小绳把床挂玩具的一端与宝宝的手连在一起，宝宝手一动，头上的玩具也能跟着动。

这样，只要宝宝手一动，上方的玩具也会同时摇啊摇、转啊转。宝宝就会发现，自己的手一动，上面的玩具也会跟着动。他就会开心地接二连三地晃动小手，让上方的玩具在眼前不停地转动。

如果我们把小绳解开，宝宝在一定的时间内，还会持续地晃动着小手，可当他发现头上的玩具已经不动了，开始会觉得很奇怪，脸上出现诧异的神情，但过一会，当他明白玩具不会再动时，就会自然而然地停止晃动自己的手。

对宝宝来说，这是最初的学习。

顺便说一下，我们还可以尝试将小细绳拴在宝宝的脚脖上，随后我们就会发现，这次宝宝不仅仅是活动脚，手也会一起动起来。这是因为，这个时期的宝宝还不能很好地控制脚部的活动，他还做不到单独地让脚部活动。如果想要脚动时，必须加上手一起动才行。

 请注意要系紧床挂玩具或旋转床铃，不要让玩具掉下来，惊吓或伤到宝宝。做游戏时，爸爸妈妈可以守候在宝宝身边，一起来见证这个大发现。

各种各样的表情……
喜欢哪一种呢?

妈妈做出各种鬼脸,让宝宝看看面部出现的种种表情吧。

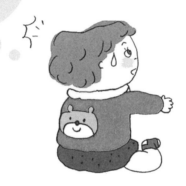

妈妈的脸,
好可怕!

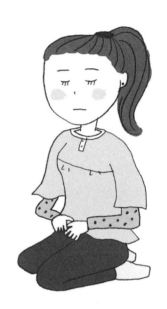

逐渐明白表情的不同

宝宝从妈妈的表情里,可以读取大量的信息。"我这样做妈妈好像很高兴,那我就继续做吧。""妈妈好像生气了,这个原来是不可以做的啊。"在这个过程中,宝宝逐渐学到了许多东西。

那么,就让我们和宝宝玩一下类似的表情游戏吧!

游戏其实很简单。在宝宝面前,尽可能给他展示各种表情和面孔,看看宝宝会有怎样的反应。

首先,我们先笑着跟宝宝说话,然后故意突然变得面无表情。没有表情的脸可以叫作"静止脸",这

是宝宝最不喜欢的表情。如果是出生6个月左右的宝宝看到了这种表情,就有可能因为不安而哭起来。

但是,到了10个月左右,宝宝就会对面无表情的妈妈伸出胳臂,或者叫妈妈,就好像是在哄妈妈一样。宝宝的细心程度远超出我们的想象。

我们要尽可能多做一些表情给宝宝看,比如鼓起腮帮子啊、张大嘴啊、假装在哭啊等等。宝宝一边会觉得你的样子很奇怪,一边会情不自禁地模仿起来。

 每当宝宝在自娱自乐时,如果突然看到妈妈各种变来变去的表情,对宝宝来说,比什么玩具都有意思。

哎呀呀……
能保持平衡吗？

向前后左右倾斜，检查一下宝宝保护自己身体的条件反射。

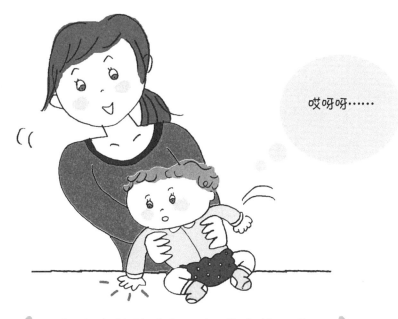

哎呀呀……

顺应姿势的变化，调整身体平衡

通常，我们马上要摔倒时，会迅速地伸出手来保护自己的身体。这是人类生存所必要的反射反应。这与很快就会消失的原始反射不同，是一种陪伴我们一生的反射，也是了解宝宝的大脑是否健全发育的一个标志。

让我们来测试一下关于反射反应的游戏吧。

双手支撑宝宝的腋下，让宝宝坐好。然后，将宝宝的身体突然向一侧倾倒，宝宝倾倒方向的手会自然向旁边伸去，做出要支撑身体的姿态。接着，可以再尝试将宝宝向前倾，我们会发现这次宝宝的双手会情不自禁地向前伸展，似乎想要用双手支撑身体。

在这样急速变化身体的姿势的过程中，宝宝条件反射般做出保护自己身体的动作，医学上称之为"降落伞反射"。

这时，宝宝的身体还处于头重脚轻，身体重心很不平稳的阶段。刚开始学坐时，总是向前倾，他会用双手支撑，即便能好好地坐下来，但在身体坐立不稳时，宝宝也会伸展开双手，以护住自己的头部。

在扶物站立和迈步走路时，这种反射也会存在，目的也是为了保护自己的身体，特别是保护最重要的头部。

? 原始反射：正常的新生儿与生俱来的先天性反射，和主观意念没有关系，仅仅是一种条件反射之下发生的动作。

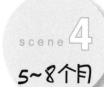

玩具在哪里呢?

运用记忆力,猜猜玩具在哪里的游戏。

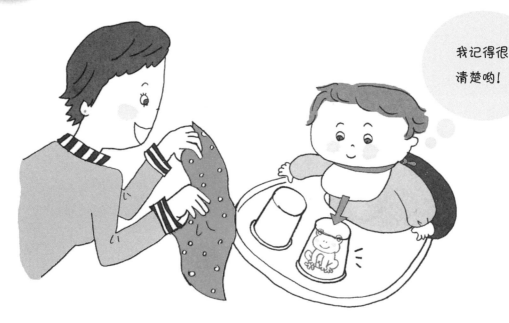

我记得很清楚哟!

测试记忆力

当宝宝明白东西只是一时看不见,并非真的消失时,游戏的范围就会变得愈发宽广。让我们做一下记忆力测试游戏吧。

把宝宝一直盯着看的玩具用毛巾盖上,藏起来。出生4~5个月的宝宝,会认为那个玩具没有了,然后马上把目光移开,但随着宝宝逐渐长大,他就会较长时间盯着盖毛巾的玩具,也许是在想"咦!玩具应该在那里呀"。这时,妈妈再"唰"地一下把毛巾掀开,宝宝的脸上会浮现出"啊,真的在那儿啊"的表情,好像很开心的样子。

接下来让我们准备好小玩具、布和两个纸杯,然后再做下面的游戏。

① 把一个小玩具放在桌子上。

② 用一只纸杯扣在玩具上,另一个则扣在桌面上。

③ 用一大块布把两个杯子盖上,数到3,把布掀开。

我们会发现一个有意思的现象:宝宝盯着藏着玩具的纸杯看。这就是宝宝工作记忆的机能开始运作的标志。宝宝起初可能会猜错,但随着他的成长,正确率一定会提高。

 工作记忆(working memory):是指提取暂时保存在大脑里的记忆,也被称为"作业记忆"。

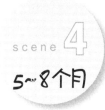
用膝盖玩一个兔子游戏

从宝宝膝盖的曲伸,
可以了解到宝宝已经为走路做好准备。

跳,跳

真开心啊……

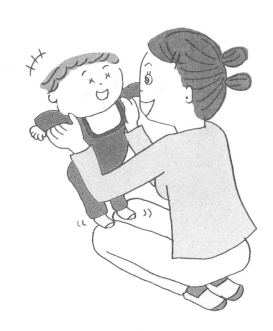

膝盖的屈伸运动

随着手部动作的发育,脚部也能够灵活地运动了。双膝的屈伸协调性也有了很大程度的提高。

这个时期的宝宝,非常喜欢有节奏的弹跳动作。下面,我们就把以下的运动加到游戏当中去。

①双手在宝宝腋下,支撑住他的身体,妈妈双膝跪地,跟宝宝面对面,让宝宝的脚丫站在妈妈的膝盖上。

②"小兔子快来呀!跳,跳,跳"妈妈一边唱着,一边抱着宝宝上下弹跳。

随着妈妈的声音和弹跳的节奏,宝宝会很开心地用自己的膝盖做屈伸运动。这是宝宝已经逐渐拥有了肌肉力量的证明。

这个被称为"跳跃反应(Hopping 反应)",是宝宝最喜欢的动作。到了这时,宝宝的咿呀学语已经越来越多了,所以,有的宝宝会跟随妈妈的歌声,也"咿咿呀呀"地发出声音,起劲儿地跳着。

这个动作可以让宝宝体验到双脚运动的快乐,同时也为不久以后学走路时如何保持身体平衡而进行模拟体验。

 出生后 5 ~ 6 个月,整个身体就可以进行上下运动了。再大一点,只需要支撑宝宝的胳膊,腿部就可以屈伸了。

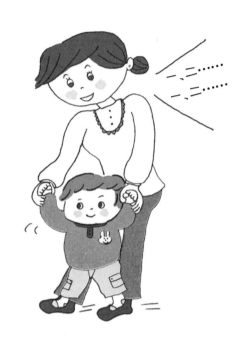

scene **4**

g~12个月

和妈妈一起走走看

能体验站立和走路的感觉的快乐游戏。

走路
真好玩儿！

体验站立和走路的感觉

对宝宝来说，爬行动作有许多种类，到10个月以后，不同的宝宝就基本上会确定下来自己的"爬行风格"，而且会爬得更加灵活，可以快速前进了，这样，站起来走路就指日可待了。

所以，让我们先行一步，来做一个游戏，体验一下站起来走路的感觉。

首先从站立开始，在宝宝坐着时，让我们握住他的手，向上拉起来，等他站起来之后，我们把手放到他的腋下，抱着他摇一摇，让宝宝进行保持平衡的练习。

接下来是走步。让宝宝的右脚踩在妈妈的右脚面上，左脚踩在妈妈的左脚面上，这样母子俩就是面向同一方向站立的姿态了。妈妈就这样载着宝宝，嘴里边说着："一、二、一、二……"，边试着慢慢往前走一走。对于宝宝来说，这就好像自己在走的感觉，他会非常开心的。

让宝宝体会到双脚交互向前迈的感觉，与他以后的学步直接相关。

当宝宝学会扶物站立之后，妈妈也可以尝试站在宝宝对面，双手拉着宝宝的两只小手，让宝宝慢慢地向前走。

虽然父母们对宝宝能早点站立和走步很期待，但是，把这当成是游戏，尽情地享受亲子互动的快乐吧！切记不可急于求成。与其把这想成是练习走步，不如

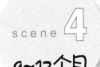

用 "给我" "谢谢"
来一个对话游戏

享受交流的快乐，同时学习语言和动作的关联性。

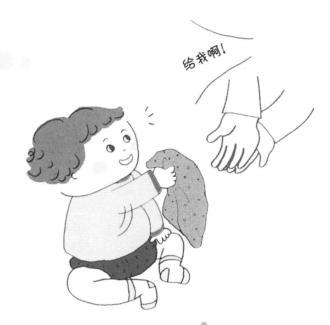

好，
这个给你。

给我啊！

动作和语言的沟通交流

让我们来玩一个 "接受、给予" 的游戏，体验一下和宝宝交流的快乐。

当宝宝拿着毛巾的时候，你一边对他说 "给我"，一边将两只手的手心向上，重叠在一起，并向宝宝伸过去。一开始，宝宝并不明白这是什么意思。但是，在你反复这样做的过程之中，他会逐渐明白："我把这个给你就可以了。"

宝宝即便明白你的意思，但由于他对放下手中的东西还不是很擅长，有时会出现东西还在手上，手已经缩了回来的情况。不过，不用担心，随着手部动作越来越灵活，他很快就能学会递东西了。

当宝宝用小手递到你面前的时候，你要露出微笑，并大声地对他说 "谢谢"。不久之后，宝宝自己也就应该会说 "给我" "谢谢" 了。

"给我" "谢谢" 会成为宝宝今后和朋友一起玩耍时的重要语言，将成为他们日后沟通交流的枢纽。

通过这个游戏中东西和语言的交换，让宝宝更多地体会到与妈妈心心相通的喜悦吧。

 妈妈给宝宝东西的时候，也可以说："好，给你。"

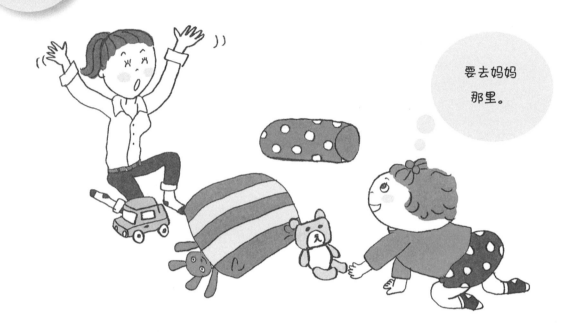

来一场"障碍物竞爬"运动赛

scene 4

9~12个月

如何躲避障碍物，并感觉到宝宝的成长。

要去妈妈那里。

设置障碍物的爬行运动

对宝宝来说，爬行是自己自由行动的移动手段，他会向感兴趣的地方长驱直入。

不妨跟宝宝做个这样的游戏。妈妈与宝宝保持一定的距离，对宝宝说"来妈妈这里"。当宝宝明白你在叫他之后，会很开心地向前爬。

于是，我们可以试试在宝宝爬行的途中放置各种障碍物，比如动物玩偶、坐垫、纸壳箱，甚至是宝宝的爸爸。

对于布制玩偶和玩具之类的小东西，宝宝可能会用手将它们移开，或者不加理会继续前行。由于对面

有宝宝感兴趣的人或物，即便遇到像纸壳箱一样的大家伙，他也会用身体碰开它们，继续向前。如果只是爸爸的腿之类的，他就会很容易地跨越过去，然后再继续向前爬行。

不过，宝宝有时也会被途中的障碍物所吸引，在那玩了起来，把前面还等着自己的妈妈晒到一边……

但是，随着月龄的增长，宝宝就不会再不管不顾地越过障碍物了。他会环顾一下四周，看清楚障碍物的大小，如果发现绕道而行更快，就会选择避开障碍物，直接爬过去。

 当宝宝越过障碍物到达妈妈那里后，一定要给宝宝拥抱和赞扬："真棒，宝宝做到了！"

嗡……嗡……我是飞机

这是一个让宝宝的身体变得不稳定，
来培养他平衡感觉的游戏。

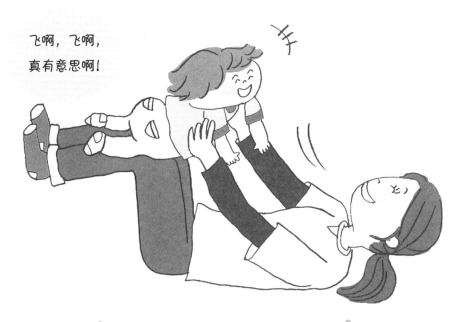

飞啊，飞啊，
真有意思啊！

刺激感觉器官的平衡游戏

快到了1岁时，胖乎乎的婴儿体型已经变成比较标准的幼儿体型了，身体也变得越来越结实。宝宝会越来越喜欢像"坐飞机""骑大马"之类有动作的游戏。

"坐飞机"是妈妈仰躺，举起双腿，把宝宝的小肚皮放到脚心上，如果觉得放在脚心不稳定，就弯曲膝盖，把宝宝放到小腿上也可以。用双手支撑住宝宝的上身，一边说"坐飞机喽"，一边晃动双腿，上下左右地摇摆。

"骑大马"是妈妈四肢着地，把宝宝放到后背上，然后"嘎嘚儿""嘎嘚儿"地爬行，这时要注意不要把宝宝摇晃下来。也可以尝试一下，偶尔抬头或者抬臀部，让后背变得倾斜，增加宝宝"骑马"的难度。

通过这些游戏，可以让宝宝自己调整不平衡的姿势，刺激感官，培养平衡感觉。越是激烈地晃动宝宝，他越会开心地"嘎嘎"笑出声来。

 这种游戏需要大人具备一定的体力，所以更希望爸爸能积极参与，大展身手！

作者介绍

小西行郎 同志社大学婴儿学研究中心教授、日本婴儿学会理事长。1947 年出生于日本香川县，京都大学医学部毕业后，在京都大学附属医院担任早产儿中心助手，随后担任福井医科大学小儿科副教授。从 1985 年起，作为日本文部省（现文部科学省）在外研究员，在荷兰学习发育行为学，曾任东京女子医科大学婴幼儿行为发育学讲座特聘教授。他从脑科学、发育行为学的角度研究婴儿的动作和行为。主要著作有《这样就安心，0 岁开始的育儿》《婴儿和脑科学》《婴儿的动作 BOOK》等。

《实用程序育儿法》

宝宝耳语专家教你解决宝宝喂养、睡眠、情感、教育难题

《妈妈宝宝》、《年轻妈妈之友》、《父母必读》、"北京汇智源教育"联合推荐

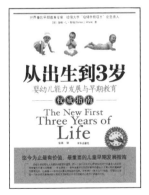

[美]特蕾西·霍格
梅林达·布劳 著
北京联合出版公司
定价：42.00元

　　本书倡导从宝宝的角度考虑问题，要观察、尊重宝宝，和宝宝沟通——即使宝宝还不会说话。在本书中，她集自己近30年的经验，详细解释了0～3岁宝宝的喂养、睡眠、情感、教育等各方面问题的有效解决方法。

　　特蕾西·霍格（Tracy Hogg）世界闻名的实战型育儿专家，被称为"宝宝耳语专家"——她能"听懂"婴儿说话，理解婴儿的感受，看懂婴儿的真正需要。她致力于从婴幼儿的角度考虑问题，在帮助不计其数的新父母和婴幼儿解决问题的过程中，发展了一套独特而有效的育儿和护理方法。

　　梅林达·布劳，美国《孩子》杂志"新家庭（New Family）专栏"的专栏作家，记者。

《从出生到3岁》

婴幼儿能力发展与早期教育权威指南

畅销全球数百万册，被翻译成11种语言

　　没有任何问题比人的素质问题更加重要，而一个孩子出生后头3年的经历对于其基本人格的形成有着无可替代的影响……本书是唯一一本完全基于对家庭环境中的婴幼儿及其父母的直接研究而写成的，也是唯一一本经过大量实践检验的经典。本书将0~3岁分为7个阶段，对婴幼儿在每一个阶段的发展特点和父母应该怎样做以及不应该做什么进行了详细的介绍。

　　本书第一版问世于1975年，一经出版，就立即成为了一部经典之作。伯顿·L.怀特基于自己37年的观察和研究，在这本详细的指导手册中描述了0~3岁婴幼儿在每一个月的心理、生理、社会能力和情感发展，为数千万名家长提供了支持和指导。现在，这本经过了全面修订和更新的著作包含了关于养育的最准确的信息与建议。

　　伯顿·L.怀特，哈佛大学"哈佛学前项目"总负责人，"父母教育中心"（位于美国马萨诸塞州牛顿市）主管，"密苏里'父母是孩子的老师'项目"的设计人。

[美]伯顿·L.怀特 著
宋苗 译
北京联合出版公司
定价：39.00元

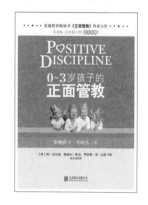

《0～3岁孩子的正面管教》

养育0～3岁孩子的"黄金准则"

家庭教育畅销书《正面管教》作者简·尼尔森力作

[美] 简·尼尔森　谢丽尔·欧文
罗丝琳·安·达菲　著
花莹莹　译
北京联合出版公司
定价：42.00 元

从出生到3岁，是对孩子的一生具有极其重要影响的3年，是孩子的身体、大脑、情感发育和发展的一个至关重要的阶段，也是会让父母们感到疑惑、劳神费力、充满挑战，甚至艰难的一段时期。

正面管教是一种有效而充满关爱、支持的养育方式，自1981年问世以来，已经成为了养育孩子的"黄金准则"，其理论、理念和方法在全世界各地都被越来越多的父母和老师们接受，受到了越来越多父母和老师们的欢迎。

本书全面、详细地介绍了0～3岁孩子的身体、大脑、情感发育和发展的特点，以及如何将正面管教的理念和工具应用于0～3岁孩子的养育中。它将给你提供一种有效而充满关爱、支持的方式，指导你和孩子一起度过这忙碌而令人兴奋的三年。

无论你是一位父母、幼儿园老师，还是一位照料孩子的人，本书都会使你和孩子受益终生。

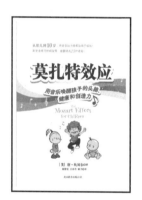

《莫扎特效应》

用音乐唤醒孩子的头脑、健康和创造力

**从胎儿到10岁，用音乐的力量帮助孩子成长！
享誉全球的权威指导，被翻译成13种语言！**

[美] 唐·坎贝尔　著
高慧雯　王玲月　娟子　译
北京联合出版公司出版
定价：32.00 元

在本书中，作者全面介绍了音乐对于从胎儿至10岁左右儿童的大脑、身体、情感、社会交往等各方面能力的影响。

本书详细介绍了如何用古典音乐，特别是莫扎特的音乐，以及儿歌的节奏和韵律来促进孩子从出生前到童年中期乃至更大年龄阶段的发展，提高他们的各种学习能力、情感能力和社会交往能力。对于孩子在每个年龄段（出生前到出生，从出生到6个月，从6个月到18个月，从18个月到3岁，从4岁到6岁，从6岁到8岁，从8岁到10岁）的发展适合哪些音乐以及这些音乐的作用都进行了详细的说明。

唐·坎贝尔，古典音乐家、教育家、作家、教师，数十年来致力于研究音乐及其在教育和健康方面的作用，用音乐帮助全世界30多个国家的孩子提高了学习能力和创造性，并体验到了音乐给生活带来的快乐。他是该领域闻名全球、首屈一指的权威。

以上图书各大书店、书城、网上书店有售。
团购请垂询：010-65868687
Email：tianluebook@263.net
更多畅销经典家教图书，请关注新浪微博"家教经典"（http://weibo.com/jiajiaojingdian）及淘宝网"天略图书"（http://shop33970567.taobao.com）